Legendäre TRAININGS PROGRAMME

Muskelaufbau vom klassischen Bodybuilding bis zum HIT

Jürgen Gießing

novagenics

Wichtiger Hinweis für den Leser

Die Erkenntnisse der Sportwissenschaft und Medizin unterliegen laufendem Wandel durch Forschung und Erfahrung. Alle in diesem Buch getroffenen trainingsmethodischen Empfehlungen wurden vom Autor mit großer Sorgfalt erarbeitet und geprüft. Das entbindet den Nutzer dieses Werkes jedoch nicht von der Verpflichtung, präventive und therapeutische Entscheidungen in eigener Verantwortung zu treffen.

ISBN 13: 978-3-929002-44-7

CIP-Titelaufnahme der deutschen Bibliothek
Jürgen Gießing
Legendäre Trainingsprogramme – Muskelaufbau vom klassischen Bodybuilding bis zum HIT

1. Auflage Novagenics-Verlag 2009

Titelfoto: Frank Zane (© J. Caruso)

Der Dank von Autor und Verleger gilt den Athleten und besonders den Fotografen, die Bilder zum vorliegenden Buch beigesteuert haben. Ohne ihre vor Jahrzehnten geleistete Arbeit wären Bewertungen der Athleten heute nicht mehr möglich. Auf den folgenden beiden Seiten sind abgebildet:

1) Arnold Schwarzenegger in Topform bei Studioaufnahmen mit dem legendären Fotografen Jimmy Caruso. Von ihm stammt auch das Titelfoto, welches Frank Zane in einer seiner klassischen Posen zeigt.

2) Ein gutgelaunter Benno Dahmen, langjähriger Herausgeber der deutschen *Sport & Fitness* (im karierten Jackett, macht das »Victory«-Zeichen). Er hat die deutsche Bodybuilding-Szene über viele Jahre entscheidend geprägt.

3) Malcolm Whyatt, Fotojournalist und Autor, langjähriger Herausgeber der englischen *Strength & Health*, ehemaliger Chefredakteur der *Sport & Fitness UK*, Historiker für Körperkultur und die Geschichte der NABBA. Malcolm ist heute Vorsitzender der Oskar-Heidenstam-Stiftung (Oskar Heidenstam gilt als der »Vater« des britischen Bodybuildings).

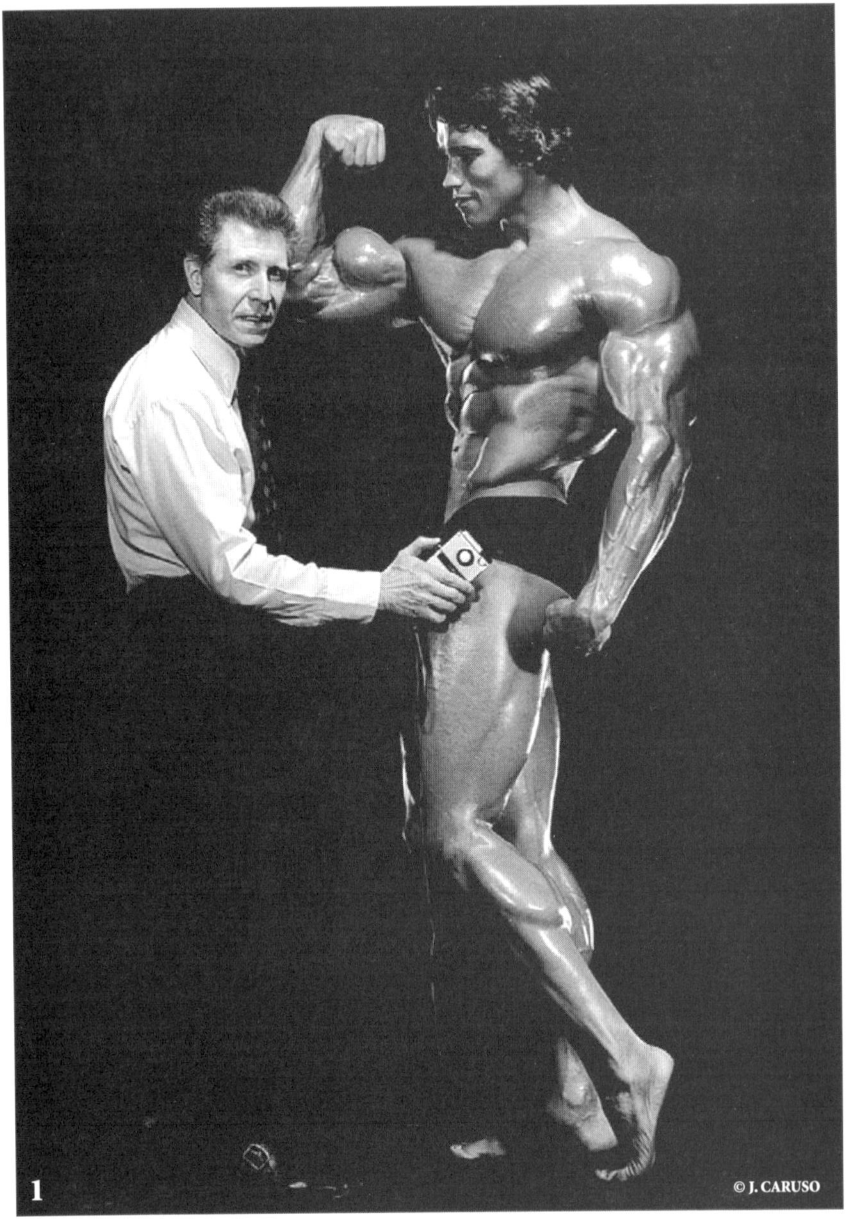

1

© J. CARUSO

4) Sergio Oliva und Wayne Gallasch aus Australien. Wayne arbeitet seit mehr als 40 Jahren als Fotograf, Autor und Filmemacher in der internationalen Bodybuildingszene. Er fotografierte Oliva 1972 in London, nachdem dieser sich mit einem HIT-Programm in absolute Bestform gebracht hatte.

Weitere Fotografen, die Bilder zum vorliegenden Buch beigesteuert haben, sind Chris Lund, Gregor Arax, George Greenwood, Alex McKean, Bert Loveday und Sid Sharp.

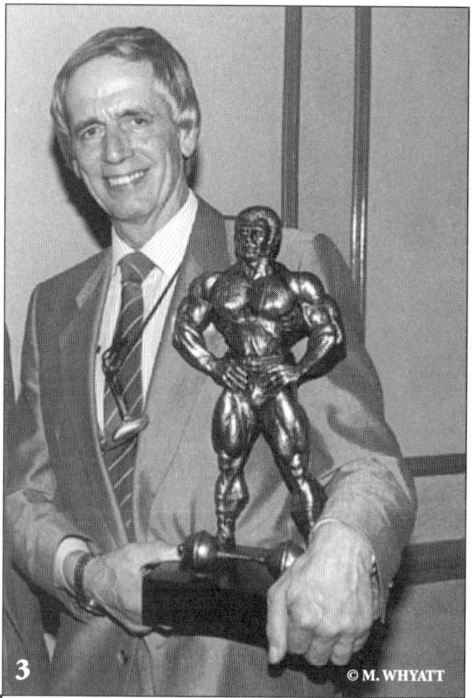

3 © M. WHYATT

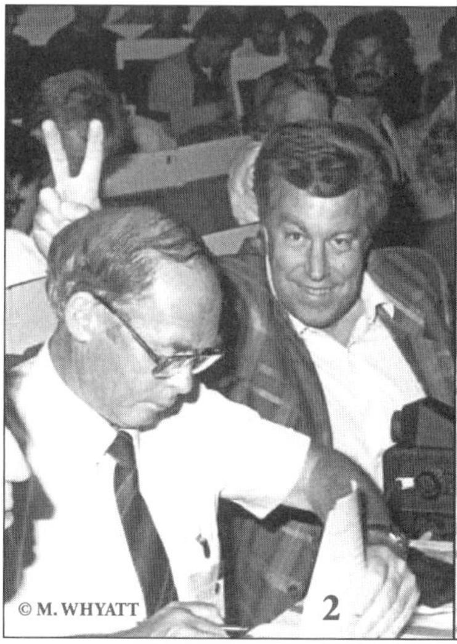

© M. WHYATT 2

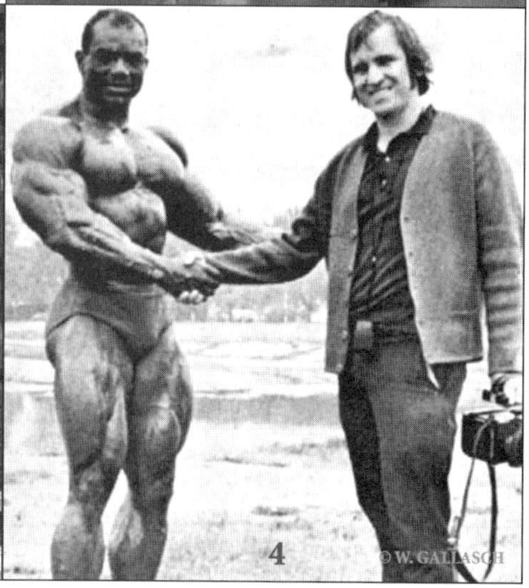

4 © W. GALLASCH

INHALT

Verzeichnis der Abbildungen

*

Die wichtigsten Begriffe

Zum besseren Verständnis der im Folgenden aufgeführten Trainingsprogramme sind hier die Bedeutungen der Trainingsparameter aufgeführt:

Wiederholungen (Wdh): Anzahl der vollständigen Bewegungen, die bei einer Übung von der Startposition der Übung über den Mittelpunkt bis zurück zum Ausgangspunkt ausgeführt werden. Bei den klassischen Klimmzügen z.B. beginnt eine Wiederholung, wenn man mit ausgestreckten Armen an der Klimmzugstange hängt und sie ist abgeschlossen, wenn man sich ganz nach oben gezogen und wieder herabgelassen hat.

Satz: Eine bestimmte Anzahl von Wiederholungen, die man mit einem Gewicht durchführt, bevor man die Hantel wieder ablegt bzw. die Bewegungsausführung beendet.

1-Satz-Training: Man führt von einer Übung nur einen Satz aus.

Mehrsatz-Training: Man führt von einer Übung mehrere Sätze aus und pausiert zwischen den Sätzen

Supersatz: Man führt zwei Sätze unterschiedlicher Übungen direkt hinter einander aus, ohne dazwischen eine Pause einzulegen.

Trainingshäufigkeit: Anzahl der Trainingseinheiten (i.d. Regel pro Woche)

Trainingsdauer: Zeitspanne von Beginn bis Ende einer Trainingseinheit

Trainingsvolumen: Gesamtumfang des Trainings, d.h. alle Trainingseinheiten, Sätze und Wiederholungen

Wiederholungsmaximum: Anzahl der maximal möglichen Wiederholungen mit einem bestimmten Gewicht bei korrekter Technik. Wenn mit einem Gewicht z.B. zwölf Wiederholungen möglich sind, aber nicht 13, dann wird dieses Gewicht als das 12WM bezeichnet, das »Zwölfer-Wiederholungsmaximum«.

Trainingsintensität: Die Trainingsintensität wird in vier Stadien eingeteilt:

- Das nicht-Wiederholungsmaximum (nWM): z.B. 8 Wdh mit 12WM, d.h. weitere Wiederholungen wären möglich.
- Das Wiederholungsmaximum (WM): z.B. 12 Wdh mit einem Gewicht von 12WM.

- Der Punkt des momentanen Muskelversagens (PmM): Man versucht die 13. Wdh noch, aber sie gelingt nicht mehr vollständig.
- Training über den Punkt des momentanen Muskelversagens hinaus (PmM+): Hochintensives Training; 13 oder 14 Wdh mit 12WM durch Intensitätstechniken.

*

Einleitung

Die Suche nach dem perfekten Trainingsprogramm für maximalen Muskelaufbau ist vermutlich schon so alt wie das Bodybuilding selbst. Doch seit wann gibt es diesen Sport eigentlich? Die Faszination einer ästhetischen Muskelentwicklung und der damit einhergehenden Kraft fasziniert die Menschheit seit der Antike, doch seit wann versuchen Athleten, durch Training systematisch Muskeln aufzubauen? Die Antwort dürfte so manchen überraschen.

Spätestens seit den ersten »Mr. Universum«-Wahlen hat es immer wieder herausragende Bodybuilder gegeben, deren Trainingsprogramme manchmal korrekt, manchmal aber auch nicht ganz zutreffend wiedergegeben wurden. Aus diesem Grund stützt sich das vorliegende Werk verstärkt auf Quellen, in denen die betreffenden Athleten selbst über ihr Training berichten oder in Interviews dazu Stellung nehmen. Darüber hinaus waren mehrere Athleten bereit, mit dem Autor über ihr Training und das ihrer Trainingspartner zu sprechen und darüber, was den Erfolg dieser Trainingsprogramme ihrer Ansicht nach ausmacht.

Was die Suche nach dem perfekten Training erschwert ist die Tatsache, dass verschiedene Athleten vergleichbar erfolgreich waren, diesen Erfolg z.T. aber mit unterschiedlichen Trainingsprogrammen erreichten. Entsprechend variiert die Bandbreite der Empfehlungen: Mitunter propagiert der Eine das genaue Gegenteil dessen, was ein anderer, nicht minder erfolgreicher Athlet empfiehlt. Wie kann es also sein, dass zwei Bodybuilder völlig unterschiedlich trainieren und dennoch vergleichbar viel Muskelmasse aufbauen? Gibt es gemeinsame Erfolgsursachen, die auf den ersten Blick nicht ersichtlich sind? Welche Schlüsse lassen sich daraus ziehen? Gibt es Anhaltspunkte, welche Art von Trainingsprogramm sich für welchen Athleten besonders eignet?

Die hier vorgestellten Programme vermitteln keine »Meisterlehren«, sie sollen also keinesfalls dazu verleiten, sie einfach zu kopieren. Vielmehr sollen sie die Möglichkeit bieten, vom Erfahrungsschatz einiger der erfolgreichsten Athleten aller Zeiten und ihren Trainingsmethoden zu profitieren und daraus Schlüsse für den eigenen Trainingserfolg zu ziehen.

Ein Bodybuilder, der selbst dreimal den »Mr. Olympia« gewann und in dieser Zeit die unterschiedlichsten Trainingsprogramme anwendete, brachte diesen Zusammenhang einmal auf den Punkt, indem er sagte, dass in den 1970er Jahren alle Bodybuilder versuchten, das Trainingsprogramm von Arnold Schwarzenegger zu kopieren. Das war in einigen Fällen von Erfolg gekrönt, in vielen anderen aber nicht.

In diesem Buch werden die unterschiedlichsten Trainingsprogramme vorgestellt, einander gegenübergestellt und ihre Unterschiede, aber auch ihre Gemeinsamkeiten diskutiert. Dabei geht es u.a. darum, zu zeigen, wie groß die Bandbreite erfolgreicher Programme sein kann und warum ein bestimmtes Programm unter bestimmten Umständen so gut funktioniert.

Es wird auch der Frage nachgegangen, ob es Faktoren gibt, die alle erfolgreichen Programme gemeinsam haben. Lassen sich tatsächlich »Erfolgsgeheimnisse« finden oder besteht das eigentliche Geheimnis vielmehr darin, aus der großen Bandbreite möglicher Trainingsmethoden mit unterschiedlichen Übungen, Satzzahlen, Wiederholungszahlen, Trainingsintensitäten usw. genau jene Bestandteile herauszufinden und zu übernehmen, die optimal zu Einem selbst passen?

Mit dem vorliegenden Buch wird versucht, Antworten auf diese Fragen zu geben.

Jürgen Gießing

KAPITEL 1

MUSCLE BEACH WAR NICHT DIE WIEGE DES BODYBUILDINGS

Allgemein wird angenommen, dass das Bodybuilding in den 1940er Jahren am »Muscle Beach« in Venice, Kalifornien entstanden ist und sich von dort aus über die ganze Welt verbreitet hat. Das stimmt aber nicht: Die Wurzeln des Bodybuildings reichen zurück bis ins Deutschland des späten 18. Jahrhunderts!

Das Streben nach möglichst großer Muskelkraft ist wahrscheinlich so alt wie die Menschheit selbst und schon bei den antiken Olympischen Spielen gab es Wettbewerbe im Gewichtheben. Doch warum dauerte es noch mehrere tausend Jahre, bis sich eine Trainingsmethodik entwickelte, aus der schließlich Trainingsanleitungen hervorgingen mit Ratschlägen, wie man für welches Trainingsziel am besten trainieren sollte?

Der Grund hierfür liegt auf der Hand: Vor dem 19. Jahrhundert war es überhaupt nicht bekannt, dass Muskelkraft und Muskelmasse Eigenschaften sind, die man durch systematisches Training verbessern kann. Es gab nicht einmal ein Wort für »Training«. Es ist deshalb kein Zufall, dass das, was heute »Sport« heißt, früher als »Leibesübungen« bezeichnet wurde. Man bemerkte, dass man durch das »Üben«, also das wiederholte Ausführen bestimmter Bewegungen, z.B. beim Gewichtheben, die Leistung verbessern kann. Dass dies aber durch körperliche Anpassungen hervorgerufen wird, war damals noch nicht bekannt.

Stattdessen ging man davon aus, dass Muskelkraft, genau wie Schnelligkeit und Ausdauer, eine »gottgegebene« Eigenschaft ist, an der man nichts ändern kann. Lange glaubte man sogar, dass die Muskelkraft wie alle anderen körperlichen Fähigkeiten begrenzt sei und man deshalb »mit seinen Kräften haushalten« müsse. Daher wurde eine Zeit lang tatsächlich dazu geraten, körperliche Anstrengungen zu vermeiden, um die begrenzten Reserven des Körpers nicht zu verschwenden. Gesellschaftlich akzeptierte Anstrengungen beschränkten sich deshalb auf berufliche Arbeit und andere als wichtig erachtete Tätigkeiten. Das Stemmen von Hanteln dagegen galt bis ins 20. Jahrhundert hinein als eitle, unnütze und Energie verschwendende Tätigkeit.

Diese Einschätzung bekamen sogar angesehene Leistungssportler zu spüren. John Grimek, der erste »Mr. Universum«, war mehrfacher amerikanischer Meister im Gewichtheben und Teilnehmer der Olympischen Spiele 1936. Dennoch glaubte die Öffentlichkeit, Grimeks Muskelmasse sei allein auf vorteilhafte Veranlagung zurückzuführen und er hebe Gewichte, eben weil er so stark und muskulös war. Dass es sich in Wahrheit andersherum verhielt, nämlich, dass er so stark und muskulös war, weil er Gewichte hob, konnte er damals nicht öffentlich zugeben: »Wir sprachen nie darüber. Zuzugeben, dass wir mit Gewichten trainierten, wurde als Sünde betrachtet.« [1] Zu dieser Zeit gab es jedoch schon die ersten Trainingsanleitungen und auch der Begriff »Bodybuilding« war schon entstanden – allerdings beschränkte sich dieses Wissen auf einen kleinen Zirkel von Interessierten.

Dass sich trotz dieser Widerstände eine Trainingsmethodik entwickelte, mit der man systematisch Muskeln aufbauen kann, ist der deutschen Turnbewegung im frühen 19. Jahrhundert zu verdanken. Dabei betrieben die Mitglieder dieser Jugendbewegung um den »Turnvater« Ludwig Jahn den Sport nicht aus Vergnügen. Das Turnen diente gezielt der körperlichen Ertüchtigung in der Vorbereitung des Kampfes gegen Napoleon, der damals fast ganz Europa besetzt hatte. Die öffentlichen Übungen der Turner in der Berliner Hasenheide waren der Obrigkeit ebenso ein Dorn im Auge wie ihre provokanten Auftritte in der sog. deutschen Tracht mit Wams und großer, barrettähnlicher Mütze, die auf Vorbilder aus dem Spätmittelalter zurückging. Die Führung dieser frühen Turner war militant antifranzösisch und national eingestellt; in ihren Reihen fanden sich vorwiegend junge Leute und besonders viele Studenten. Nachdem 1819 ein Attentäter aus den Reihen der Turner den Theaterdichter August von Kotzebue ermordet hatte, wurde die Turnbewegung zerschlagen.

Zu dieser Zeit, in der man noch immer von der Gültigkeit des sog. Verbrauchsmodells ausging, wonach mit jeder Anstrengung wertvolle Lebensenergie verbraucht wird, stellten die Turner fest, dass man durch intensive Belastungen keineswegs schwächer wird, sondern vielmehr immer stärker. Auch von einer Abnutzung der Muskeln war nichts festzustellen, sondern das Gegenteil trat ein: Die Turner erfuhren am eigenen Leib, dass durch Übungen an Reck und Barren die Muskeln an Kraft und Umfang zunahmen.

Aus diesem Grund wurden nach und nach immer mehr Hantelübungen in das Training integriert und schließlich gab es nicht wenige Turner, denen das Aufbauen des Körpers mindestens genauso wichtig war wie die turnerischen Übungen selbst. In Johann Christoph Friedrich GutsMuths Buch *Gymnastik für die Jugend* von 1793 finden sich bereits gezielte Übungen zur Steigerung der Muskelkraft, darunter das Front- und Seitheben mit Gewichten zum Training der Schultermuskulatur. Für einige der Turner wurde aus dem Muskelaufbau als Nebeneffekt des Turnens das Hauptziel des Trainings. Erste Bücher dazu, z.B. *Hantelübungen für Turner und Zimmerturner*, erschienen ab 1883 und das Muskelaufbautraining verbreitete sich in Deutschland immer weiter.

Was die Turner im Selbstversuch entdeckt hatten, wurde an der Schwelle zum 20. Jahrhundert niedergeschrieben und in Trainingsprogrammen festgehalten. Der später als »Athletenvater« bezeichnete Theodor Siebert betrieb in Halle an der Saale seine »Trainierschule für Körperkultur« und veröffentlichte im Jahr 1898 seine erste Trainingsanleitung mit dem Titel *Katechismus der Athletik*. Neun Jahre später erschien sein wahrscheinlich wichtigstes Werk: *Der Kraftsport*. In diesen Büchern deutete sich bereits eine Akzentverschiebung an, die später dann endgültig vollzogen wurde: die Betonung des Muskelaufbaus beim Krafttraining. [2]

Ein weiterer Pionier in diesem Bereich war der 1867 geborene Karl Friedrich Müller, dessen systematisch antrainierte Muskulatur ihn zu dem machte, was man heute einen Weltstar nennen würde. Er trat in zahlreichen Ländern auf, führte Kraftakte vor und erntete Begeisterungsstürme der Zuschauer. Müller bemerkte rasch, dass seine Muskelentwicklung die Zuschauer noch mehr faszinierte als seine Kraft, sodass er schließlich dazu überging, die Kraftakte wegzulassen. Statt dessen trat er fortan nur mit einem Feigenblatt bekleidet auf, um seine Muskelentwicklung in verschiedenen Bewegungen und Haltungen zu präsentieren, wie es noch heute beim Posing im Wettkampf-Bodybuilding üblich ist. Für seine internationalen Auftritte legte sich Müller einen Künstlernamen zu: Eugen Sandow.

Sandows Muskelentwicklung war für die damalige Zeit derart außergewöhnlich, dass sein Arzt in Vorlesungen davon berichtete und im Dezember 1892 sogar einen Aufsatz darüber in der noch heute erscheinenden medizinischen Fachzeitschrift *The Lancet* veröffentlichte. Ein Gipsabdruck von Sandows Körper konnte jahrelang im Natural History Museum in London bestaunt werden. In seiner Traininganleitung *Kraft und wie man sie erlangt* von 1904 beschrieb Sandow, wie er seine Muskeln durch eine Kombination aus Hanteltraining, gymnastischen Übungen und der Arbeit an Zugvorrichtungen aufbaute.

Sandow war in mehrfacher Hinsicht ein Vorreiter für das heutige Bodybuilding. Ab 1898 gab er *Physical Culture* heraus, eine Zeitschrift rund um das Thema Muskeltraining, die später in *Sandow's Magazine* umbenannt wurde. Am 14. September 1901 veranstaltete Sandow in der Royal Albert Hall in London den ersten Bodybuilding-Wettkampf der Geschichte. Bei dieser Veranstaltung drängten sich 15.000 Zuschauer und betrachteten die 156 Wettkämpfer. Als einer der Kampfrichter fungierte Sir Arthur Conan Doyle, der Schriftsteller und Autor der Sherlock-Holmes-Romane. Der Sieger des Wettkampfs, ein gewisser W. Murray aus Paisley in Schottland, der später als »einer der unbekanntesten Champions aller Zeiten« bezeichnet wurde, erhielt eine vergoldete Sandow-Statue als Siegestrophäe. [3] Diese Statue zeigt Sandow, wie er eine Hantel hält. Fast 80 Jahre später knüpfte die International Federation of Bodybuilders (IFBB), die den alljährlichen »Mr. Olympia«-Wettkampf ausrichtet, an dieses historische Ereignis an und ließ eine vergoldete Kopie dieser Sandow-Statue herstellen. Seit Frank Zane (»Mr. Olympia« 1977-1979) erhält jeder »Mr. Olympia« eine Sandow-Statue als Siegestrophäe.

Ein weiterer wichtiger Beitrag dieses Ausnahmeathleten für die Entwicklung des Bodybuildings ist hingegen kaum bekannt: Als Friedrich Müller, der mittlerweile unter seinem Künstlernamen Sandow in London lebte, sein Buch auch auf Englisch herausbringen wollte, suchte er lange nach einem passenden Namen für sein Trainingssystem. Schließlich entschied er sich für den Ausdruck, mit dem die Turner das Aufbauen der Muskulatur beschrieben, nämlich »Körperbildung«. Diesen Begriff übersetzte Sandow kurzerhand ins Englische und nannte sein Buch *Bodybuilding—or Man in the Making*. Sandow war somit nicht nur ein Wegbereiter des heutigen Bodybuildings, sondern auch sein Namensgeber.

Damit hatte sich das Bodybuilding zwar endgültig als eigenständige Sportform herauskristallisiert, es sollte aber noch Jahrzehnte lang eine Subkultur bleiben, die von der Öffentlichkeit kaum wahrgenommen wurde. Die bereits genannten Vorurteile führten dazu, dass viele Bodybuilder weiterhin nicht gern über ihr Training sprachen und Außenstehenden gegenüber ihren Sport weiterhin als »Turnen« ausgaben.

Als im 19. Jahrhundert tausende Deutsche in die USA auswanderten, gründeten sie dort ebenfalls Turnvereine. Mit dem Turnen wurde auch das Bodybuilding in die USA exportiert. Die in die USA ausgewanderten deutschen Bodybuilder erlangten in den 1920er Jahren Berühmtheit, weil sie die amerikanischen Meisterschaften im Gewichtheben jahrelang dominierten. Bei den von der American Continental Weightlifting Association 1925 erstmals durchgeführten amerikanischen Meisterschaften im Gewichtheben deklassierten Heinrich »Milo« Steinborn und Karl Mörke die gesamte Konkurrenz. Weitere wichtige Impulse für die Verbreitung des Bodybuildings in den USA gingen aus von Louis Durlacher, Siegmund Klein und Georg Hackenschmidt. Der Name Georg Hackenschmidt ist auch heute noch im Bodybuilding geläufig, weil die Amerikaner seine Variante der Kniebeuge, bei der die Langhantel nicht auf den Schultern ruht, sondern hinter dem Rücken gehalten wird, heute noch als »Hackenschmidt-Kniebeuge« bezeichnen. Louis Durlacher eröffnete das erste Bodybuilding-Studio in New York City. Siegmund Klein begann mit dem Bodybuilding in einem deutschen Turnverein in Cleveland und zog später nach New York City, wo er Durlachers Studio nach dessen Tod weiterführte. Dieses Studio entwickelte sich unter Kleins Leitung zu dem bedeutendsten seiner Zeit und hatte enormen Einfluss auf die Verbreitung des Bodybuildings in den USA. Außerdem – und da beginnt der Kreis sich zu schließen – sorgte dieses von einem Deutschen betriebene Studio in New York später für die Verbreitung des Bodybuildings in Deutschland. [4]

Die Entwicklung in den USA

Siegmund Klein und sein »Studio of Physical Culture«, in bester Lage in der Seventh Avenue in New York gelegen, war in den 1940er und 1950er Jahren das, was später das Gold's Gym in Venice werden sollte: Das Mekka des Bodybuildings. In Kleins Studio gab es damals bereits eine Bandbreite an Ausstattung, die sonst nirgends zu finden war: alte Kugelhanteln in Hülle und Fülle, dazu moderne Lang- und Kurzhanteln zur Aufnahme von Gewichtsscheiben unterschiedlichster Griffstärken und Gewichte, eine Vielzahl von Bänken, darunter die von Klein erfundene Schrägbank, die heute in jedem Fitness-Studio zu finden ist. Schrägbankdrücken wurde damals als »in-Klein«-Drücken bezeichnet. In die englische Sprache ist dieser Begriff als »Incline Press« eingegangen.

Siegmund Klein trainierte Schauspieler und gab zunächst sein eigenes Trainingsmagazin heraus. Ab 1932 schrieb er dann für *Strength & Health*, das damals führende Magazin für Kraftsport und Bodybuilding. Die meisten der Fotos von Bodybuildern aus den 1940er und 1950er Jahren entstanden in Siegmund Kleins Studio. Damit wurden Klein und sein Studio zu einer Inspiration für das Bodybuilding in den USA, einschließlich seiner später einflussreichsten Vertreter, der Weider-Brüder, die ursprünglich aus Kanada stammten. Der weltweit führende Unternehmer in Sachen Bodybuilding, Joe Weider, der die »Mr. Olympia«-Wahl ins Leben rief und zusammen mit seinem Bruder die IFBB gründete, bezeichnete Siegmund Klein einmal als seinen Lehrmeister. [5] Auch Joe Weider ließ die ersten Fotos von Bodybuildern für seine Zeitschriften in Siegmund Kleins Studio aufnehmen.

Nach dem Zweiten Weltkrieg verlagerte sich der Schwerpunkt der Bodybuilding-Szene an die Westküste in Kalifornien. Dafür gab es mehrere Gründe. Am Pier von Santa Monica existierte ein öffentlicher Turnplatz, der zunächst jedoch kaum genutzt wurde. Während des Zweiten Weltkriegs waren tausende amerikanische Soldaten in Santa Monica stationiert, um von dort aus per Schiff zu ihren Einsatzorten gebracht zu werden. Diese Soldaten wählten den Strand, um dort Sport zu treiben.

Einer von ihnen war Armand Tanny, der ab 1949 Beiträge für Joe Weiders Zeitschrift *Muscle Power* schrieb und 1950 die Wahl zum »Mr. USA« gewann. Er erinnerte sich: »Ich weiß noch, wie die Rekruten am Strand entlang marschiert sind, eine Reihe nach der anderen, zu einer Stelle in der Nähe des Piers von Santa Monica. Dort hatten sie eine Art Sportplatz abgesteckt. Ein Übungsleiter stellte sich auf ein Podium und gab den Männern Anweisungen in Gymnastik. Wenn sie fertig waren, marschierten die Männer wieder zu ihren Hotels am Strand zurück. Ich bin sicher, dass es das Bild von diesem Strand war, das den Soldaten im Gedächtnis geblieben ist. Das ist einer der Gründe, warum so viele nach dem Krieg zurückkamen und sich in Kalifornien niederließen. Sie erinnerten sich an diesen schönen Strand.« [6]

So kam es, dass die öffentlichen Turnanlagen in den 1940er Jahren immer öfter von Sportbegeisterten benutzt wurden; mit dem Turnen hielt auch das Bodybuilding Einzug am Strand des Pazifischen Ozeans. Trotz der vielfältigen

Aktivitäten, die dort ausgeübt wurden – vom Bodybuilding und Gewichtheben über das Turnen bis zur Akrobatik – wurde dieser Ort aber in erster Linie mit den Bodybuildern in Verbindung gebracht, was nicht zuletzt auf den Namen des Strandes zurückzuführen ist. [6] Dieser Strand in Santa Monica hatte seit jeher den Beinamen »Muschelstrand« (*Mussel* Beach). Durch die Bodybuilder wurde aus dem »Muschelstrand« kurzerhand ein »Muskelstrand« (*Muscle* Beach).

In den 1950er Jahren verlagerten sich die Aktivitäten von Santa Monica ins nahe gelegene Venice, wo 1952 eine öffentliche Trainingsfläche mit freien Gewichten, Barrenstütz- und Klimmzugvorrichtungen eröffnet worden war. 1959 wurde der ursprüngliche Muscle Beach in Santa Monica geschlossen und von nun an war Venice das Zentrum der Bodybuilding-Szene. Zum endgültigen »Mekka des Bodybuildings«, wie Venice noch heute genannt wird, wurde dieser Ort, als Joe Gold im Jahr 1965 sein erstes Gold's Gym eröffnete. Nachdem Arnold Schwarzenegger 1968 in die USA übergesiedelt war und später seinen Trainingspartner Franco Columbo nachkommen ließ, trainierte praktisch die gesamte Weltspitze der professionellen Bodybuilder von A (wie Arnold Schwarzenegger) bis Z (wie Frank Zane) in diesem Studio.

Von 1968 bis 1970 wurde der Weltmeister-Titel der IFBB und von 1970 bis 1981 der »Mr. Olympia« ausschließlich von Athleten gewonnen, die im Gold's Gym trainierten. Dennoch blieb das Bodybuilding eine Subkultur, von der die Öffentlichkeit wenig Notiz nahm. Selbst unmittelbare Nachbarn des Gold's Gym, die tagein, tagaus das Scheppern der Hantelscheiben und Gewichte hörten, hatten meist keine Vorstellung davon, was da vor sich ging.

Dies änderte sich erst mit dem Film *Pumping Iron*, der die Faszination des Bodybuildings auch Außenstehenden begreiflich machte. Darin wurden die Wettkampfvorbereitungen der Athleten im Gold's Gym dokumentiert. Der Film zeigte, wie Ken Waller den »Mr. Universum«-Wettkampf gewann und Arnold Schwarzenegger seinen sechsten »Mr. Olympia«-Titel. Dieser Film machte das Bodybuilding einer breiten Öffentlichkeit bekannt und trug wesentlich dazu bei, dass es in den 1980ern weltweite Popularität erlangte.

Die weitere Entwicklung in Deutschland

Obwohl das Bodybuilding aus der deutschen Turnbewegung heraus entstanden war und sich zu Zeiten von Siebert und Sandow um 1900 herum in Deutschland zu einer eigenständigen Sportform entwickelt hatte, konnte es sich hierzulande nicht etablieren. Das lag vor allem an der ablehnenden Haltung der Bevölkerung gegenüber einer Tätigkeit, die keinen anderen Nutzen zu haben schien als die Modellierung des eigenen Körpers, was immer noch als unnütz, unschicklich und eitel galt. Das Gewichtheben dagegen entwickelte sich zu einem angesehenen und gesellschaftlich akzeptierten Sport, sodass zahlreiche Bodybuilder sich Gewichthebervereinen anschlossen, um dort ihr Bodybuilding-Training absolvieren zu können.

Der Deutsche Athletenbund war 1891 gegründet worden; im Jahr 1900 gab es schon 300 Vereine mit 11.000 Mitgliedern, in denen Gewichte gehoben wurden. In den 1920ern stellten deutsche Gewichtheber 68 Weltrekorde auf und die Mitgliederzahl im Deutschen Schwerathletik Verband, wie die wichtigste Athleten-Vereinigung nun hieß, stieg auf 130.000. [7] Obwohl sich hinter diesen Zahlen z.T. auch Athleten verbargen, die mit dem Hanteltraining in erster Linie ihren Körper aufbauen wollten, gab es in der öffentlichen Wahrnehmung so etwas wie Bodybuilding immer noch nicht. Durch die starken Vorbehalte in der Bevölkerung und den fehlenden organisatorischen Überbau kam es dazu, dass die in Deutschland entstandene Bodybuilding-Bewegung hierzulande in der Mitte des 20. Jahrhunderts fast verschwunden war, während ihr »Ableger« in den USA immer größere Popularität erlangte.

Die deutschen Wurzeln des Bodybuildings führten jedoch dazu, dass das Bodybuilding nach dem Zweiten Weltkrieg nach Deutschland »reimportiert« wurde. Ein gewisser Harry Gelbfarb wanderte 1947 in die USA aus und ließ sich in New York City nieder. Dort trainierte er in einem Boxclub, um an Muskelmasse zuzulegen. Eines Tages stieß er zufällig auf das Studio von Siegmund Klein. [4] Er war sofort fasziniert von dem, was er dort sah und sprach Siegmund Klein an. Klein freute sich über das Interesse und darüber, sich einmal wieder auf Deutsch unterhalten zu können.

Das Gespräch verstärkte Gelbfarbs Interesse am Bodybuilding, eine Mitgliedschaft in Kleins exklusivem Studio konnte er sich jedoch nicht leisten. Doch wurde Gelbfarb von einem Freund auf den Eastside Barbell Club aufmerksam gemacht, einem Studio, in dem mit Artie Zeller, Marvin Eder und Leroy Colbert drei herausragende Bodybuilder der damaligen Zeit trainierten. Gelbfarb wurde noch am selben Tag Mitglied. Dort trainierte er, bis sein Arbeitgeber, die US Army, ihn nach Deutschland versetzte. Natürlich wollte Gelbfarb sein Training auch hier fortführen, musste jedoch feststellen, dass es weder in Schweinfurt, wo er stationiert war, noch irgendwo in der Umgebung ein Fitness-Studio gab.

Nach seinem Militärdienst ging Harry Gelbfarb zurück in die USA; sein Weg führte ihn nach Venice in Kalifornien. Dort absolvierte er eine Ausbildung zum Physiotherapeuten und arbeitete im Beverly Hills Health Club. Gelbfarb spielte lange mit dem Gedanken, nach Deutschland zurückzukehren und ein Studio zu eröffnen, bevor er seine Pläne 1955 dann in die Tat umsetzte: Er eröffnete in Schweinfurt das erste deutsche Bodybuilding-Studio. Außerdem gründete er 1959 mit dem Deutschen Körperbildungsbund den ersten deutschen Bodybuildingverband und veranstaltete 1960 die erste Deutsche Meisterschaft im Bodybuilding, die seitdem jährlich ausgetragen wird. Auf diese Weise konnte das Bodybuilding in Deutschland mit dem Umweg über die USA wieder an seine Tradition anknüpfen.

Mit der Wahl zum »Mr. Germany«, der ersten Deutschen Meisterschaft im Jahr 1960, wurde der Einstieg in den Wettkampfsport vollzogen. In Großbritannien wurde bereits seit 1930 alljährlich der »Mr. Britain« gewählt und in den USA seit 1939 der »Mr. America«.

Seit 1948 gab es jedoch einen Wettkampf, der alle anderen an Bedeutung weit in den Schatten stellte: Die Wahl zum »Mr. Universum«. Dieser Wettbewerb blieb fast zwei Jahrzehnte lang die wichtigste Bodybuilding-Veranstaltung der Welt. Erst mit der Austragung des ersten »Mr. Olympia« 1965 entstand eine weitere Meisterschaft mit vergleichbarer Bedeutung. Seit dieser Zeit war es den besten Athleten der Welt möglich, sich in internationalen

Wettkämpfen zu messen. Dabei gab es immer wieder Ausnahmeathleten, die ihre ebenfalls zur Weltspitze zählenden Konkurrenten überragten. Die Trainingsprogramme dieser unvergessenen Sportler sind das Thema des vorliegenden Buches.

»Mr. Universum« und die Olympischen Spiele in London

Im Jahr 1948 fanden die Olympischen Spiele in London statt. Die Verantwortlichen der britischen Bodybuilding-Zeitschrift *Health & Strength* fanden, die weltweite Aufmerksamkeit und die Anwesenheit der besten Athleten der Welt sei ein geeigneter Anlass, auch die Wahl zum bestgebauten Sportler der Welt auszurufen. Ein Titel war schnell gefunden: »Mr. Universum«. Trotz der zeitgleich stattfindenden Olympischen Spiele war der »Mr. Universum«-Wettkampf aber ein unabhängiges Ereignis.

Was aus heutiger Sicht selbstverständlich erscheint, war damals eine große Neuerung, denn eigenständige Meisterschaften im Bodybuilding gab es so gut wie nicht. Wettkämpfe im Bodybuilding wurden damals im Anschluss an Gewichtheber-Wettbewerbe ausgeführt. Zuerst kam der Wettkampf im Gewichtheben und anschließend konnten sich die Gewichtheber noch in Kategorien messen wie »beste Arme«, »beste Beine«, »bester Rücken«, »Most Muscular« (größte Muskelmasse) und dem Gesamtsieg. Mit dem englischen »Mr. Universum« wurde diese Tradition aufgebrochen und Bodybuilding als eigenständige Wettkampf-Sportart auf internationalem Niveau etabliert.

Zum Erfolg dieser ersten »Mr. Universum«-Wahl trug sicher auch bei, dass es gelang, die internationale Elite des Sports der damaligen Zeit als Wettkämpfer zu gewinnen. Dabei wurde schnell klar, dass der Sieg sich zwischen den beiden Ausnahmeathleten Steve Reeves und John Grimek entscheiden würde. Reeves war damals schon unglaublich gut, hatte mit knapp 22 Jahren aber seine Höchstform noch nicht erreicht. John Grimek hingegen war mit 38 Jahren auf dem Zenit seiner körperlichen Entwicklung und schlug das Publikum ebenso in seinen Bann wie die Leser der einschlägigen Bodybuilding-

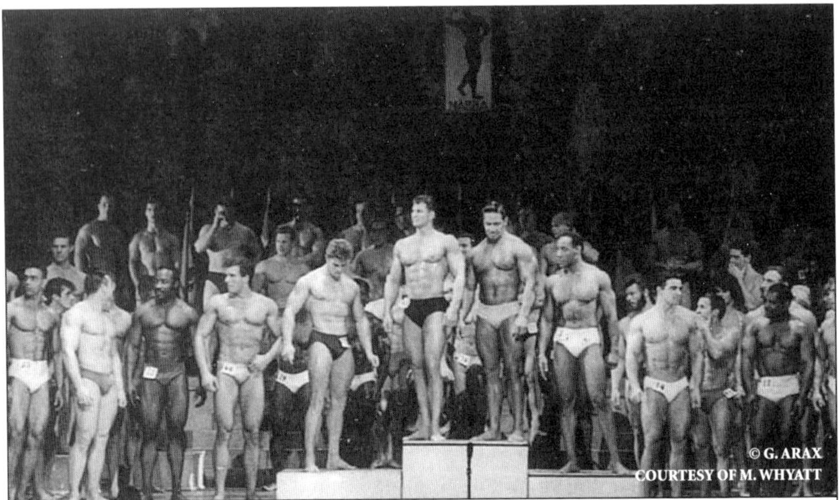

Abb. 5 Wie populär Bodybuilding in den frühen 1960er Jahren bereits geworden war, zeigt dieses Foto vom »Mr. Universum« 1961, als sich alle 68 (!) Teilnehmer auf der Bühne versammeln. Bill Pearl (rechts oben auf dem Podest) erringt den Gesamtsieg; rechts neben ihm Earl Maynard, der den 2. Platz belegte, daneben Peter Nash, der Vierter bei den Amateuren wurde. Links neben Pearl steht Adrian Heryet, gefolgt von Raymond Routledge, der bei den Amateuren den 1. Platz errang.

Zeitschriften, die weltweit über diesen denkwürdigen Wettkampf berichteten. Nicht zuletzt durch Grimeks überzeugende Leistung wurde die Wahl zum »Mr. Universum« ein solcher Erfolg, dass sich die Britische National Amateur Bodybuilding Association (NABBA) 1950 dazu entschloss, einen weiteren »Mr. Universum« durchzuführen. John Grimek trat allerdings nach seinem Sieg von 1948 nicht mehr an. Damit gab es niemanden, der dem zweiten herausragenden Athleten dieser Zeit – Steve Reeves – den Sieg hätte streitig machen können.

Auch dieser Wettkampf begeisterte die weltweite Anhängerschaft des Bodybuildings und so wurde aus der Wahl zum »Mr. Universum«, die zunächst nur als einmaliger Höhepunkt aus Anlass der Olympischen Spiele geplant war, ein Ereignis, das bis heute jedes Jahr durchgeführt wird. Damit war der Grundstein gelegt für die inzwischen traditionsreichste Bodybuilding-Meisterschaft der Welt.

Diese Entwicklung wäre wohl kaum möglich gewesen ohne die herausragenden Leistungen der Athleten der ersten beiden Wettkämpfe. Sowohl Steve Reeves als auch John Grimek hatten ihre ganz eigenen Trainingsprogramme. Grimek hatte sein Training vorher sogar gezielt umgestellt, um die bestmögliche Muskelentwicklung zu erzielen. Seine Trainingsprogramme, auch jenes, mit dem er sich auf die Wahl zum »Mr. Universum« vorbereitete, werden hier vorgestellt, ebenso wie die Trainingsmethoden und -programme einiger der größten Champions in der Geschichte des Bodybuildings.

*

KAPITEL 2

JOHN GRIMEK
DER ERSTE »MR. UNIVERSUM«

John Grimek trug als erster »Mr. Universum« ganz wesentlich dazu bei, dass diese Meisterschaft eine einzigartige Reputation erzielte. Grimek gewann den Wettbewerb nicht nur, sondern er setzte Maßstäbe für Kraft und Muskelentwicklung, die man bis dahin nicht für möglich gehalten hatte.

John Caroll Grimek wurde am 17. Juni 1910 in einer Stadt namens Perth Amboy im US-Bundestaat New Jersey geboren. Von Kindesbeinen an entwikkelte er ein Interesse für Kraft und eine ausgeprägte Muskulatur. Training mit Gewichten galt damals als schädlich für Jugendliche und war ausschließlich erwachsenen Gewichthebern vorbehalten. Gewichthebervereine in den USA nahmen folglich nur Mitglieder auf, die mit 21 Jahren die gesetzliche Volljährigkeit erreicht hatten. So lange wollte John Grimek nicht warten. Bereits als Jugendlicher absolvierte er Kräftigungsübungen auf Turnplätzen. Dieses Training und weitere gymnastische Übungen bescherten ihm bereits als Heranwachsendem eine beachtliche Muskelentwicklung. Aus dieser Zeit verfügte er auch über gute turnerische Fertigkeiten, die er später in seine Posingkür einbaute.

Als Grimek 16 Jahre alt war, begann er den herrschenden Regeln zum Trotz mit dem Hanteltraining. Sein älterer Bruder hatte sich ein Hantel-Set gekauft und benutzte es eifrig. Aus Furcht um die Gesundheit des erst 16-jährigen John kettete sein Bruder die Hanteln stets zusammen, damit sie während seiner Abwesenheit nicht benutzt werden konnten. Wenn er das Zusammenbinden der Gewichte einmal vergaß, trainierte John Grimek umso eifriger mit den Hanteln des älteren Bruders. Als dieser später in eine andere Stadt umzog, überließ er John seine Hanteln, der von da an fast täglich ein Hanteltraining absolvierte. Als John Grimek 21 wurde und bei den Gewichthebern endlich »offiziell« trainieren konnte, hatte er seinen Konkurrenten gegenüber bereits einen mehrjährigen Trainingsvorsprung.

Mit dem Gewichtheben hatte John Grimek eine gesellschaftlich akzeptierte Legitimierung für sein Training. Natürlich ging es ihm auch um das Stemmen möglichst schwerer Gewichte, doch ebenso wichtig war ihm der Aufbau seiner Muskulatur. Aus diesem Grund unterschied sich Grimeks Training auch von dem seiner Gewichtheberkollegen. Während es damals üblich war, nur eine begrenzte Zahl von Übungen zu trainieren, nämlich im Wesentlichen die des Gewichthebens, also Reißen und Stoßen, dazu vielleicht noch das Umsetzen und Drücken, legte Grimek größten Wert darauf, den ganzen Körper zu trainieren. Deshalb baute er von Anfang an auch Kniebeugen, Liegestütze, Barrenstütz und Curls in sein Trainingsprogramm ein: »Zu Anfang war ich an allen möglichen Übungen interessiert, nicht nur an den fünf internationalen Standardübungen, die damals üblich waren. Ich habe mit dem Rücken gehoben, mit den Hüften – alle Arten von Übungen, die eigentlich nicht zum Gewichthebertraining zählten.« [1]

Dafür trainierte er seltener als seine Kollegen. Während die übrigen Gewichtheber ihr Programm mindestens vier- oder fünfmal pro Woche oder sogar täglich praktizierten, beschränkte sich Grimek darauf, jeden zweiten Tag zu trainieren. Er hatte festgestellt, dass er bei täglichem Training spätestens nach der dritten Woche zunehmend schwächer wurde und sich ausgelaugt fühlte. Darüber hinaus legte er regelmäßig Trainingspausen ein. An den kältesten Wintertagen verzichtete Grimek ebenso auf das Training wie an den heißesten Tagen des Jahres, da er in einer Art Schuppen trainierte, der – wie damals üblich – nicht isoliert war und deshalb bei extremen Temperaturen, egal ob Hitze oder Kälte, nicht benutzt werden konnte.

Außerdem legte Grimek immer dann Trainingspausen ein, wenn er das Gefühl hatte, sich vom letzten Training noch nicht ausreichend erholt zu haben. Seine Gewichtheberkollegen konnten es nicht fassen, dass ausgerechnet Grimek, der nur dreimal pro Woche trainierte und noch dazu das Training öfters ausfallen ließ, ihnen haushoch überlegen war: »Nachdem ich dann anfing, dreimal pro Woche statt siebenmal pro Woche zu trainieren, nahm ich an Körpergewicht und Statur zu. Jeden Sommer war ich stärker und muskulöser als im Jahr zuvor und die Leute, die mich kannten, sprachen mich auf der Straße an, um herauszufinden, wie mir das gelang.« [2]

Grimek stellte fest, dass er sich bei seinen drei wöchentlichen Trainingseinheiten voll verausgaben konnte und trotzdem keine Ermüdungserscheinungen eintraten. Durch den Ruhetag nach jedem Trainingstag fühlte er sich stets frisch und freute sich auf die nächste Trainingseinheit. Indem er sich also mehr Regenerationszeit zugestand als seine Trainingskameraden, konnte er mit höherer Intensität trainieren, was Grimek stets als den Grundstein für seinen Erfolg als Kraftsportler betrachtete: »Ich habe dafür gesorgt, dass jede einzelne Wiederholung zählt, und mein Training war intensiv.« [1]

Durch dieses intensive Training baute Grimek viel Muskulatur und Kraft auf. Da er stets die Standardübungen des Gewichthebens in sein Programm integrierte, war er auch als Gewichtheber sehr erfolgreich. 1936, mit 26 Jahren, nahm er an den amerikanischen Meisterschaften teil. Aufgrund seines geringen Körperfettanteils wog Grimek trotz seiner überdurchschnittlichen Muskelmasse in jenem Jahr nur 84 kg. Damit überschritt er das Gewichtslimit der Halbschwergewichtsklasse von 82 kg nur knapp und er war damals der mit Abstand leichteste Gewichtheber in der Schwergewichtsklasse. Um seine maximale Leistung zu erbringen, entschied er sich trotzdem dafür, kein Gewicht abzubauen und bei den amerikanischen Meisterschaften mit 84 kg in der Schwergewichtsklasse zu starten. Und obwohl seine Konkurrenten z.T. deutlich schwerer waren als er, war Grimek der muskulöseste Teilnehmer von allen und gewann souverän den Titel im Schwergewicht. Damit war er qualifiziert für die Olympischen Spiele 1936 in Berlin.

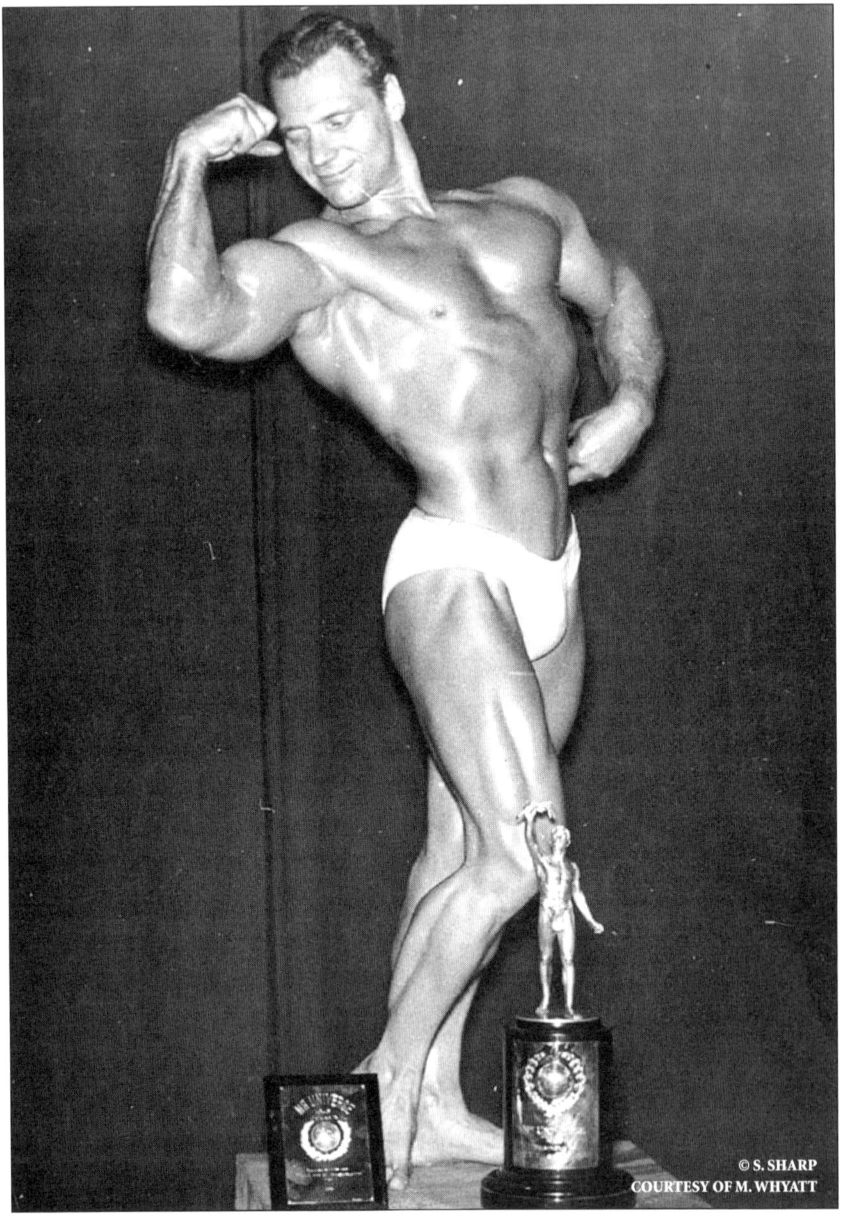
© S. SHARP
COURTESY OF M. WHYATT

Dabei war seine Entscheidung nicht sehr weitsichtig gewesen, wie er später feststellte. Mit 2 kg weniger hätte er in der Halbschwergewichtsklasse starten und einen neuen Weltrekord im Gewichtheben aufstellen können. Tatsächlich hatte er den bestehenden Weltrekord im Halbschwergewicht um mehr als 2 kg überboten. [3] Da er bei den amerikanischen Meisterschaften in der Schwergewichtsklasse gestartet war, galt seine Qualifikation für die Olympischen Spiele in Berlin, wo er auf die internationale Elite treffen sollte, für die gleiche Gewichtsklasse.

Zwar ragte John Grimek auch in Berlin mit seiner für damalige Verhältnisse außergewöhnlichen Muskulatur unter den vielen Athleten heraus. Und obwohl einige der Gewichtheber in der Schwergewichtsklasse über einen halben Zentner mehr wogen, belegte Grimek einen respektablen achten Platz, wiederum mit einem Körpergewicht von nur 84 kg. Im Nachhinein bereute Grimek jedoch, dass er bei den amerikanischen Meisterschaften nicht 2 kg leichter und damit in der Halbschwergewichtsklasse angetreten war, denn seine Gesamtleistung in Berlin hätte in der Halbschwergewichtsklasse für die Goldmedaille gereicht!

Nach den Olympischen Spielen in Berlin, die Grimek trotz des für ihn nicht optimalen Ausgangs als sportlichen Höhepunkt seines Lebens betrachtete, und seinem anschließenden Sieg bei den amerikanischen Meisterschaften verlagerte Grimek den Schwerpunkt des Trainings immer mehr zugunsten seiner eigentlichen Leidenschaft, dem Bodybuilding. Dadurch legte er noch einmal deutlich an Muskelmasse zu und baute gleichzeitig Fett ab.

Abb. 6 John Grimek, Olympia-Teilnehmer im Gewichtheben von 1936, hier als Gesamtsieger beim ersten »Mr. Universum«, der im Jahr 1948 ausgetragen wurde. Dies war einer der ersten internationalen Bodybuilding-Wettkämpfe und vom *Strength & Health Magazine* anlässlich der zeitgleich stattfindenden Olympischen Spiele in London ausgerichtet worden. Die Veranstaltung fand so großen Anklang, dass die National Amateur Body-Builders Association (NABBA) gegründet wurde und ab 1950 regelmäßig »Mr. Universum«-Wahlen stattfanden.

Obwohl sein Hauptaugenmerk nun nicht mehr auf dem Gewichtheben lag, sondern auf dem Aufbau eines muskulösen und gleichzeitig schlanken Körpers, wuchs auch seine Kraft kontinuierlich. Gleichzeitig war er durch seine verbesserte Definition nun etwas leichter, sodass er 1938 bei den Weltmeisterschaften im Gewichtheben im Halbschwergewicht starten konnte und einen hervorragenden vierten Platz belegte.

Durch sein Bodybuilding-Training erzielte Grimek bei den Weltmeisterschaften im Halbschwergewicht eine höhere Gesamtleistung als bei seinem Sieg bei den amerikanischen Meisterschaften im Jahr zuvor, als er im Schwergewicht angetreten war. Bei den amerikanischen Meisterschaften 1939 siegte er erneut souverän im Halbschwergewicht. Im gleichen Jahr trat Grimek erstmalig bei einer Bodybuilding-Meisterschaft an und holte den Sieg. Es wurde sein erster Erfolg in der neuen Disziplin; er gewann den Titel des »York Perfect Man«. Ein Jahr später, 1940, trat Grimek zum ersten Mal bei der Wahl zum »Mr. America« an und siegte wiederum mit deutlichem Vorsprung. Auch im darauf folgenden Jahr dominierte Grimek die Wahl zum »Mr. America« derart eindeutig, dass es schwer war, andere Athleten zur Teilnahme zu bewegen: Allen Konkurrenten war klar, dass Grimek nicht zu schlagen war.

Aus diesem Grund änderte der ausrichtende Verband, die Amateur Athletic Union (AAU) die Regeln und bestimmte, dass Grimek von nun an »Profi« sei und daher am »Mr. America« nicht mehr teilnehmen könne. Diese Entscheidung wurde natürlich allein deshalb getroffen, um eine erneute Teilnahme Grimeks zu verhindern. Die Veranstalter fürchteten, ein so deutlich überlegener Grimek könne die Attraktivität zukünftiger Wettkämpfe schmälern. Allerdings durfte man sich auch nicht die Blöße einer allein auf ihn zugeschnittenen Entscheidung geben. Also erließ man die Regel, dass von nun an jeder Athlet den »Mr. America« nur einmal gewinnen konnte und danach als »Profi« galt.

John Grimek hob sich von Beginn an von den übrigen Gewichthebern ab; das lag vor allem an seinem Training. Für Grimek hatte stets Vorrang, einen muskulösen Körper aufzubauen. Während seine Trainingspartner sich ausschließlich dem Gewichtheben widmeten, legte Grimek großen Wert darauf, auch jene Muskeln zu trainieren, die für das Gewichtheben nur eine untergeordnete Bedeutung haben. Dem entsprechend war Grimek der Einzige in seiner Trainingsgruppe und auch der einzige Gewichtheber in der amerikanischen Nationalmannschaft, der Bizepscurls ausführte sowie Klimmzüge und Dips (Barrenstütz) absolvierte, sooft er die Gelegenheit dazu fand.

Seine Mannschaftskameraden hielten ihn für ein Ausnahmetalent. Die meisten von ihnen trainierten täglich, Grimek dagegen legte nach jedem Trainingstag einen Ruhetag ein. Überdies trainierte er mit einer Vielzahl verschiedener Übungen und absolvierte für einen Gewichtheber eine erstaunliche Bandbreite von Wiederholungen. Neben den beim Gewichtheben üblichen niedrigen Wiederholungszahlen machte Grimek regelmäßig Sätze mit fünf bis zehn oder sogar mit bis zu 20 Wiederholungen. Es ist eine Ironie der Geschichte, dass nur wenige seiner Gewichtheberkollegen Grimeks Trainingsstil übernahmen, obwohl es ihm geradezu sensationelle Erfolge brachte. Das lag daran, dass sie glaubten, er sei etwas Besonderes und *trotz* seines seltsamen Trainings so gut.

Dass er vielleicht gerade *wegen* seines Trainingsstils so erfolgreich war, konnten die meisten damals nicht glauben. Doch schon während seines Gewichtheber-Trainings achtete Grimek stets darauf, möglichst den ganzen Körper zu trainieren. Manchmal tat er das rein intuitiv. Wenn er etwa einen Satz Kniebeugen absolviert hatte, legte er oft die Hantel nicht ab, sondern erhob sich noch einige Male mit der Hantel auf der Schulter in den Zehenstand, wodurch er die Waden intensiv beanspruchte. Überhaupt ist intensiv das Wort, welches den Unterschied zwischen Grimeks Training und dem seiner Mannschaftskollegen wohl am treffendsten charakterisiert. Während diese sich nämlich im Training nicht selten zurückhalten mussten, um ihr umfangreiches Pensum durchzustehen, insbesondere in dem Wissen, das gleiche Programm am nächsten Tag wieder durchziehen zu müssen, und dann wieder und wieder, konnte Grimek all seine Energie ins Training legen, da er nach jedem Training einen Ruhetag einlegte. [2]

Grimeks Training war aber noch in anderen Punkten außerordentlich innovativ: Bevor er an seine schweren Übungen ging, absolvierte er stets ein Aufwärmprogramm, aber anders als seine Kollegen setzte er dabei auf höhere Wiederholungszahlen, in der Regel bis zu 40. Auch bei den Trainingssätzen zog Grimek es häufig vor, mit vielen Wiederholungen zu arbeiten. Obwohl es die Bezeichnung damals noch nicht gab, so führte Grimek doch ein lupenreines Pyramidentraining aus. Grimeks persönliches Markenzeichen war es, das Training mit 28 Wiederholungen im ersten Satz zu beginnen. Warum es gerade 28 sein mussten, hat Grimek nie erläutert. In seinem zweiten Satz steigerte er dann das Gewicht, sodass er noch 18-22 Wiederholungen schaffte. Anschließend steigerte er das Gewicht noch viermal, und zwar so, dass er im letzten Satz dann nur noch zwischen einer und fünf Wiederholungen ausführen konnte. Mit dieser Bandbreite an Wiederholungen hatte er dann das gesamte Spektrum vom Kraftausdauer- bis hin zum Maximalkraftbereich durchlaufen.

Grimek konzentrierte sich in der Regel auf die Grundübungen. Hin und wieder hatte er jedoch den Eindruck, seine Muskulatur brauche einen anderen Reiz. Dann wechselte er zu einem Programm, das er später »Muskelkonfusion« nannte. Dabei führte er von jeder Übung nur einen, maximal zwei Sätze aus, aber dafür versuchte er, viele verschiedene Übungen in sein Training zu integrieren und dabei so intensiv wie möglich zu trainieren.

Eine weitere Methode, die ebenfalls auf John Grimek zurückgeht, ist die Kombination bestimmter Übungen mit dem Ziel, den Brustkorb zu vergrößern. Dazu kombinierte Grimek Kniebeugen mit hohen Wiederholungszahlen, bei denen er stark ins Schnaufen kam, mit einer Übung, durch die der Brustkorb gedehnt werden sollte, wie z.B. Überzüge, fliegende Bewegungen oder Klimmzüge.

Grimeks Training war seiner Zeit weit voraus. Die Kombination aus großer Muskelmasse und für damalige Verhältnisse ungewöhnlich ausgeprägter Definition war einzigartig. Die Anerkennung und Bewunderung, die Grimek zuteil wurde, ging deshalb weit über sportinteressierte Kreise hinaus und brachte ihm einen interessanten und lukrativen Nebenerwerb ein. In Künstlerkreisen hatte es sich herumgesprochen, dass es unter den Kraftsportlern einen Mann gab, dessen Körper gebaut sei wie eine griechische Statue. Insbesondere an der berühmten Princeton University, die wie Grimeks Heimatstadt in New Jersey liegt, interessierte man sich für den muskulösen Landsmann. Schließlich bekam Grimek das Angebot, gegen Bezahlung in Kunstkursen Modell zu sitzen. Dafür erhielt er 80 Dollar pro Woche, eine für damalige Verhältnisse enorme Summe, insbesondere wenn man den überschaubaren Aufwand dafür bedenkt.

Für Grimek, der gewohnt war, körperlich hart für sein Geld arbeiten zu müssen, war diese Tätigkeit eine willkommene Geldquelle, die es ihm überdies ermöglichte, ausgeruht an sein Training zu gehen. Und sie verschaffte ihm eine weitere interessante Erfahrung: Auf dem Campus der Princeton University traf Grimek mehrmals auf Albert Einstein, den weltberühmten Physiker, Schöpfer der Relativitätstheorie und Nobelpreisträger. [4] Grimek beschrieb Einstein als einen in Gedanken versunkenen, aber stets höflichen Mann, der meist mit hinter dem Rücken gehaltenen Händen langsam über den Campus schritt. Einstein sprach fließend Englisch mit einem starken deutschen Akzent. Grimek bedauerte später, nicht öfter das Gespräch mit diesem faszinierenden Mann gesucht zu haben.

An sich waren die wenigen Begegnungen von Grimek und Einstein nicht sehr bedeutsam. Sie grüßten sich und tauschten ein paar freundliche Worte aus. Bemerkenswert wird die Sache erst, wenn man sie aus einer anderen Perspektive betrachtet: Mit John Grimek und Albert Einstein kreuzten sich hier die Wege zweier Männer, die auf ihren jeweiligen, ganz unterschiedlichen Gebieten weltweit alle anderen überragten. Da ist zum einen der Universitätsprofessor und Nobelpreisträger, der Schöpfer der Relativitätstheorie, der bis heute als Inbegriff herausragender Intelligenz gilt. Und dieses Genie traf auf den bestgebauten Athleten der Welt, den ersten »Mr. Universum« und den einzigen Bodybuilder, der vom Anfang bis zum Ende seiner Karriere keinen Wettkampf verlor.

Tab. 1 John Grimek – Frühes Training [4,6,7] (1/2)

1) Programm mit Schwerpunkt Gewichtheben

Übung	Sätze	Wiederholungen
• Liegestütz	2-3	20-40
• Klimmzüge	2-3	10-20
• Umsetzen und Drücken	5	1-10
• Reißen	5	1
• Stoßen	5	1
• Kniebeuge (leicht)	3-5	20-28
• Kniebeuge (schwer)	5	1-10

2) Programm mit Schwerpunkt Muskelaufbau

Übung	Sätze	Wiederholungen
• Kniebeuge	3-5	20-28
• Klimmzüge	3-5	10-20
• Umsetzen und Drücken	5	1-10
• Reißen	5	5-15
• Stoßen	5	5-15
• Dips	5	10-25
• Langhantelrudern	5	10-20
• Langhantelcurls	5	10-20

John Grimek kam vom Gewichtheben und setzte deshalb auf schwere Grundübungen. Auch nachdem er sich vollends dem Bodybuilding zugewandt hatte, führte er zwar mehr Sätze aus, hielt die schweren Mehrgelenksübungen aber weiterhin für unverzichtbar. Er trainierte stets den ganzen Körper und wärmte sich dafür zu Beginn seines Trainings mit Liegestützen, Klimmzügen und leichten Kniebeugen auf. John Grimek führte nach dem Aufwärmen alle Sätze bis zum Wiederholungsmaximum aus, d.h. er machte stets so viele Wiederholungen mit einem Gewicht wie möglich. Wenn er mehr als die anvisierte Wiederholungszahl schaffte, erhöhte er das Gewicht entsprechend.

Tab. 1 John Grimek – Frühes Training [4,6,7] (2/2)

3) Programm nach dem Wechsel vom Gewichtheben zum Bodybuilding

Übung	Sätze	Wiederholungen
• Liegestütz	2-3	20-40
• Klimmzüge	2-3	10-20
• Kniebeuge (leicht)	2	20-40
• Kniebeuge (schwerer)	3	10-20
• Nackendrücken	3	10-20
• Langhantelrudern	3	10-20
• Dips	3	10-25
• Langhantelcurls	3	10-20
• Schrägbankdrücken	3	10-20
• Wadenheben im Stehen	3	10-20
• Rudern aufrecht	3	10-20

4) Pyramidentraining als Alternativprogramm für das Bodybuilding

Übung	Sätze	Wiederholungen
• Kniebeuge	5	28-20-12-8-3
• Umsetzen und Drücken	5	28-18-8-3-1
• Langhantelrudern	5	28-20-12-8-4
• Nackendrücken	5	28-18-8-4-2
• Langhantelcurls	5	28-20-12-8-4
• Rudern aufrecht	5	28-20-12-8-4
• Bankdrücken	5	28-18-8-4-2

John Grimek hatte herausgefunden, dass man sich besser an die hohen Gewichte »herantastet«. Entsprechend ging er nach einer Methode vor, die später als »Pyramidentraining« bezeichnet wurde: er begann mit leichten Gewichten und vielen Wiederholungen und steigerte das Gewicht, bis er im fünften Satz bei seinem Höchstgewicht und wenigen Wiederholungen angelangt war.

Tab. 2 John Grimek – Muskelkonfusions-Programm [2,5]

Übung	Sätze	Wiederholungen
• Liegestütz	2	20-40
• Klimmzüge	2	10-20
• Kniebeuge	2	20-40
• Nackendrücken	1-2	10-20
• Schrägbankdrücken	1-2	10-20
• Langhantelrudern	1-2	10-20
• Einarmiges Rudern	1-2	10-20
• Kniebeuge	1-2	10-20
• Hackenschmidtkniebeuge	1-2	10-20
• Dips	1-2	10-20
• Klimmzüge	1-2	10-20
• Bankdrücken mit Kurzhanteln	1-2	10-20
• Überzüge	1-2	10-20
• Seitheben	1-2	10-20
• Beinstrecken	1-2	10-20
• Beinbeugen	1-2	10-20
• Langhantelcurls	1-2	10-20
• Kurzhantelcurls	1-2	10-20
• Hammercurls	1-2	10-20

Das Gewichthebertraining zu Grimeks Zeiten bestand aus schweren Gewichten, wenigen Wiederholungen und beschränkte sich auf ausgesuchte Übungen, von denen mehrere Sätze ausgeführt wurden. Um seinen Muskeln die größtmögliche Abwechslung davon zu bieten, legte Grimek hin und wieder ganz unterschiedliche Trainingseinheiten ein: Möglichst viele verschiedene Übungen, nur jeweils einen oder zwei Sätze und deutlich höhere Wiederholungszahlen als beim Gewichtheben. Vierzig Jahre später wurde diese Trainingsmethode dann als »Muskelkonfusion« bezeichnet und erfahrenen Athleten als Abwechslung zum gewohnten Training empfohlen. Auf diese Weise soll verhindert werden, dass die Muskeln sich an ein bestimmtes Trainingsprogramm anpassen und nicht mehr wachsen.

Tab. 3 John Grimek – Training zur Brustkorb-Dehnung [2]

Variante A	Sätze	Wiederholungen
• Kniebeuge	2	20-40
• Liegestütz	2	20-40
• Klimmzüge	2	10-20
• Kniebeuge *im Wechsel mit*	10	15-25
• Bankdrücken	10	10-15
Variante B		
• Kniebeuge	2	20-40
• Liegestütz	2	20-40
• Klimmzüge	2	10-20
• Kniebeuge *im Wechsel mit*	10	15-25
• Fliegender Bewegung	10	10-15
Variante C		
• Kniebeuge	2	20-40
• Liegestütz	2	20-40
• Klimmzüge	2	10-20
• Kniebeuge *im Wechsel mit*	10	15-25
• Kurzhantel-Überzügen	10	10-15

Um die V-Form des Oberkörpers hervorzuheben, war John Grimek daran interessiert, seinen Brustkorb zu weiten. Dazu kombinierte er Kniebeugen und hohe Wiederholungszahlen mit einer Übung, bei der der Oberkörper gedehnt wird. Die Ausführung der Kniebeugen erzeugt eine Sauerstoffschuld, für die tief ein- und ausgeatmet werden muss und die daran anschließende Übung weitet den bereits vorgedehnten Brustkorb zusätzlich. Auch wenn der Brustkorb bei einem Erwachsenen kaum noch deutlich vergrößert werden kann, eignet sich diese Übungsvariante zum Training des gesamten Oberkörpers, besonders aber der Zwischenrippen- und Atemhilfsmuskulatur, was sich günstig auf das Aussehen und die Trainingsintensität auswirkt.

KAPITEL 3

STEEVE REEVES
DER ERSTE FILMSTAR DES BODYBUILDINGS

Steve Reeves (1926-2000) war der erste Bodybuilder, der ein Millionenpublikum erreichte. Er spielte die Hauptrolle in mehreren »Herkules«-Filmen und weiteren Abenteuer-, Piraten- und »Sandalenfilmen«. Doch seine eigentliche Leidenschaft war das Bodybuilding. Reeves beeindruckte das Publikum durch eine bis dahin unvergleichliche Muskelentwicklung. Dabei zeichnete er sich nicht allein durch seine Muskelmasse aus, sondern vielmehr durch seine beinahe idealen Proportionen. Und diese kamen nicht von ungefähr, sondern waren die Folge eines zielgerichteten Trainings.

Reeves war der erste Weltklasse-Bodybuilder, der keine Beziehung zum Gewichtheben hatte. Im Gegensatz zu seinem direkten Vorgänger als »Mr. Universum«, John Grimek, der bekanntlich nicht nur Bodybuilder, sondern auch ein Gewichtheber der Weltklasse war, hatte Reeves von Anfang an überhaupt kein Interesse am Gewichtheben, sondern nutzte das Training als Mittel zum Aufbau des aus seiner Sicht idealen Körpers. Da es ihm nicht um den Aufbau von Kraft ging, beschränkte er sich konsequent auf die Übungen, die sich für ihn als effektiv zum Muskelaufbau erwiesen.

Einige der Gewichtheber dieser Zeit führten die Übungen mit viel Schwung aus, weil sie erkannt hatten, dass sich dann höhere Gewichte zur Hochstrecke bringen lassen. Reeves tat das Gegenteil: Er führte alle Übungen langsam und kontrolliert aus, sodass er stets sicher sein konnte, dass es der Muskel war, der das Gewicht hob und nicht die Schwungkräfte: »Ich arbeitete nie mit mehr Gewicht als dem, mit dem ich die Übungen noch exakt ausführen konnte. Ich nahm soviel Gewicht wie möglich und versuchte, möglichst viele Wiederholungen zu machen, aber die Übung musste perfekt und fließend ausgeführt werden.« [1]

Hinzu kam ein zweiter Grundsatz seines Trainings: Wenn ein Muskel größer wird, müssen alle anderen Muskeln im gleichen Verhältnis mitwachsen. Aus diesem Grund orientierte sich Steve Reeves bei der Planung seines Trainings stets an seiner relativ schwächsten Muskelgruppe. So trainierte er z.B. seine vom Radfahren bereits gut entwickelten Waden anfangs überhaupt nicht und selbst später nur sporadisch, während er die Muskeln seines Oberkörpers so intensiv wie möglich trainierte. Bei den Muskeln, die gut auf das Training ansprachen, hielt er sich absichtlich zurück und reduzierte die Trainingsintensität. Bei den schwächer ausgeprägten Muskeln hingegen gab er im Training alles.

Regelmäßig überprüfte Steve Reeves seine Körpermaße anhand eines Maßbandes. Dabei zielte er darauf ab, dass Hals, Oberarme und Waden stets den gleichen Umfang aufwiesen und die Taille so schmal wie möglich blieb. Dieses Konzept erwies sich als der Schlüssel zum Erfolg. So schrieb der Herausgeber des Ironman, Peary Rader, in einem Bericht zum »Mr. America« 1947 über den souveränen Sieger Steve Reeves: »Es war unglaublich, dass jemand solche Muskelmasse hat und trotzdem eine perfekte Harmonie der Proportionen sowie ausgezeichnete Muskeldefinition vorweisen kann wie Steve Reeves.« [2] Diese nahezu perfekten Proportionen begeisterten auch Arnold Schwarzenegger. Schwarzeneggers großes Vorbild war Reg Park, der

---

Abb. 7 Der Gewinner des zweiten »Mr. Universum«-Wettkampfs, der 1950 von der NABBA in England ausgerichtet wurde, war der Amerikaner Steve Reeves. Er gilt noch heute als die Verkörperung ästhetischer Muskelentwicklung. Im gleichen Jahr gewann Steve Reeves auch noch die Titel »Mr. Europe« und »Mr. World«.

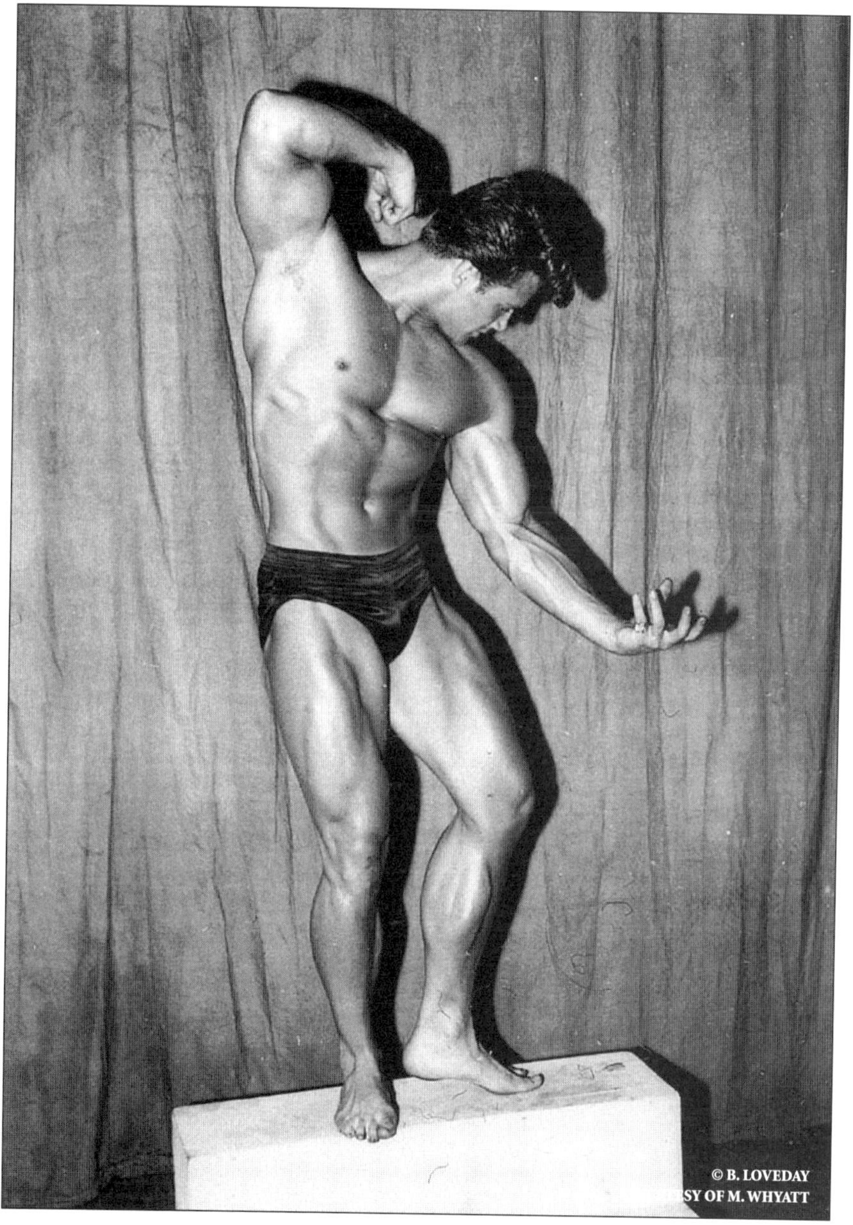

© B. LOVEDAY
SY OF M. WHYATT

1951 den »Mr. Universum« gewann und dabei vor allem durch seine enorme Muskelmasse Aufsehen erregte, doch auch Steve Reeves' Körper beeindruckte ihn durch seine ästhetische Muskelentwicklung. In einem Interview von 1994 beschreibt Steve Reeves seine erste Begegnung mit Arnold Schwarzenegger, der dabei seine Bewunderung für Reeves zum Ausdruck brachte: »Ich traf ihn vor ungefähr 15 Jahren zum ersten Mal. Wir waren auf der Feier zu Jack LaLannes 65. Geburtstag. Schwarzenegger kam auf mich zu und sagte: ›Steve, du warst immer ein Vorbild für mich.‹ Ich sah ihm geradewegs in die Augen und sagte: ›Arnold, erzähl' mir keinen Quatsch. Ich habe dein Buch gelesen. Ich weiß, dass Reg Park dein Idol war.‹ Schwarzenegger antwortete: ›Na ja … aber nur weil ich wusste, dass ich nie so aussehen konnte wie du.‹« [3]

Dass trotz seiner Erfolge Steve Reeves' Trainingsprogramm später nicht so vielen Bodybuildern als Vorbild gedient hat, liegt zum einen an dem Trend zu immer mehr Split-, Doppelsplit- und Dreifachsplitprogrammen und zum anderen an einem klassischen Missverständnis. Nachdem Reeves einmal mit der Aussage zitiert wurde, man solle den Körper von oben nach unten trainieren, also das Training mit den Schultern beginnen und mit den Waden beenden, weil dies dem »natürlichen Blutfluss« entspreche, wurde das Trainingsprogramm von Steve Reeves wiederholt als unsinnig kritisiert und die Bedeutung des »Blutflusses« als Blödsinn abgetan. Dies war jedoch eine voreilige und oberflächliche Bewertung.

Was Steve Reeves tatsächlich gesagt hat, zeigt, dass dahinter eine überaus sinnvolle Überlegung steckt: »Ich beginne mit dem Aufwärmen, indem ich z.B. leichte Kurzhantelschwünge und einige andere leichte Bewegungen ausführe. Und dann nach dem Aufwärmen, welches ich für sehr wichtig halte, insbesondere an kalten Tagen, beginne ich mit dem Training der vorderen Schultermuskulatur. Ich bin davon überzeugt, meinen Körper am besten in einer bestimmten Reihenfolge zu trainieren. Wenn man mit den Schultern beginnt, trainiert man danach am besten die Brustmuskeln. Während man die Brust trainiert, wird schon der Trizeps mitbeansprucht. Das Blut ist dann bereits im Oberkörper konzentriert, also trainiert man als nächstes den Latissimus, wobei wiederum der Bizeps aufgewärmt wird. Also trainiert man als nächstes den Bizeps und beendet [das Oberkörpertraining] mit dem Trizeps und das war's. Das ist der Weg, den der Blutfluss nimmt: Schultern, Brust, Lat, Bizeps, Trizeps. Man pumpt nicht das Blut in die Waden und dann wieder in die Schultern und danach wieder zurück.« [4]

Diese Übungsabfolge ist für ein Ganzkörpertraining durchaus sinnvoll. Andere Athleten orientierten sich bei einem Ganzkörpertraining an der Größe der trainierten Muskulatur, d.h. sie begannen mit der Beinmuskulatur, trainierten dann Rücken, Brust, Schultern, Arme etc. Bei Steve Reeves hingegen war anfangs die Oberschenkel- und Wadenmuskulatur durch jahrelanges Radfahren weit stärker entwickelt als seine Oberkörpermuskulatur. Folglich begann Reeves sein Training stets mit dem Oberkörper, um seine schwächer entwickelten Muskeln zu attackieren, wenn er noch die meiste Energie dafür hatte.

Nach einigen Jahren kristallisierte sich für Reeves eine bevorzugte Trainingsweise heraus. An diesem »Lieblingsprogramm« hielt er fest, weil es sich für ihn bewährte und weil er damit gute Fortschritte erzielte. Dies hinderte ihn aber nicht daran, von Zeit zu Zeit Veränderungen vorzunehmen, damit sich seine Muskulatur nicht an eine immer gleiche Belastung gewöhnen konnte. So variierte er z.B. manchmal die Wiederholungszahlen und trainierte montags mit 5-7 Wiederholungen, mittwochs mit 8-12 Wiederholungen und freitags mit 12-15 Wiederholungen. Eine weitere Variante, mit der Steve Reeves sein Training abwechslungsreich gestaltete, bestand darin, pro Muskelgruppe nur eine einzige Übung, dafür aber mit zehn Sätzen zu trainieren.

Dass er trotz seiner Trainingsausrichtung auf harmonische Proportionen sehr kräftig war, können zwei von Steve Reeves' Weggefährten bezeugen. Reg Lewis und Mel Williamson, die selbst erfolgreiche Bodybuilder waren, berichten davon, wie Steve Reeves »...auf einer Schrägbank mit 60-Grad-Winkel zehn Sätze zu zehn Wiederholungen mit 55-Kilo-Kurzhanteln absolvierte.« [6] Wie schon John Grimek vor ihm, machte auch Steve Reeves die besten Fortschritte, wenn er nicht täglich trainierte. Diesen Aspekt betonte

Peary Rader bereits in seinem Artikel über Reeves aus dem Jahr 1947 und beschreibt darin, dass er zwar nur dreimal pro Woche trainierte, dabei aber alle Übungen so intensiv wie möglich ausführte. [2] Auch der vierfache »Mr. Universum« Bill Pearl beschrieb Steve Reeves als einen hart trainierenden Athleten, der »...bei Absolvierung eines minimalen Trainingspensums große Fortschritte machte und dabei großartig aussah.« [5]

Sein Trainingspensum war zwar sehr gering, verglichen mit anderen Athleten, die täglich mehrere Stunden trainierten. Dafür trainierte Steve Reeves aber stets mit hohem Einsatz und zuweilen sogar hochintensiv. John Grimek trainierte mit ihm, als Steve Reeves sich auf den »Mr. Universum« 1950 vorbereitete und er beschrieb sein Training als ausgesprochen intensiv. Zu Beginn der Vorbereitung auf den Wettkampf war Reeves aufgrund einer längeren Trainingspause nicht in optimaler Form, was Grimek in diese Worte fasste: »Die gängige Meinung der Jungs im Studio war, dass er keine Chance haben würde, sich beim ›Mr. Universum‹ gut zu platzieren, geschweige denn zu gewinnen. Auch ich hatte meine Zweifel, aber wir alle unterschätzten Reeves' Ehrgeiz und seinen Elan.« [6]

»In jeder Trainingseinheit gab er alles, und so ging das von Woche zu Woche, sodass man bereits nach wenigen Wochen beeindruckende Fortschritte sah. Er saß nur selten herum, verschwendete keine Zeit. Er ging von Übung zu Übung. Er machte jede Übung, bis er keine weitere Wiederholung mehr schaffte und mehrmals sah ich ihn, wie er bei seinen Schrägbankcurls keine Wiederholung mehr schaffte und dann seine Knie einsetzte, um das Gewicht noch einmal nach oben zu bringen und es dann so langsam wie möglich wieder abzusenken.« [6] Demnach wäre Reeves der erste »Mr. Universum« gewesen, der Intensivwiederholungen ausführte!

Ein Vorreiter war Steve Reeves auch in einem anderen Zusammenhang, nämlich bezüglich seiner Überzeugung, wie die angemessene Ernährung für einen Bodybuilder aussehen sollte. »Er eröffnete einen völlig neuen Aspekt des Bodybuildings. Ein weiterer Dienst, den Steve Reeves dem Bodybuilding erwies – und ich glaube, das wissen nicht allzu viele Menschen – dass er wahrscheinlich der erste Bodybuilding-Champion war, der wirklich ernährungsbewusst lebte. Bereits damals, als ich ihn in den frühen 1950ern das erste Mal sah, war er extrem auf seine Ernährung bedacht und wusste um die Bedeutung der Ernährung für das Bodybuilding. Eine möglichst fettarme Ernährung und die Zufuhr einer bestimmten Eiweißmenge. Steve war wohl der erste Athlet, der dem Ernährungsbewusstsein beim Bodybuilding eine besondere Bedeutung zukommen ließ.« [5]

Dieser Aspekt wird auch in dem Ironman-Bericht über Steve Reeves betont. In einer Zeit, in der die übliche Ernährung von Kraftsportlern hauptsächlich aus Fleisch und Eiern bestand, hob sich die Ernährungsweise eines Steve Reeves deutlich von der Masse ab. Reeves aß zwar auch Fleisch, aber der Schwerpunkt seiner Ernährung lag auf Salat, Obst, Gemüse und Milch. Dabei achtete er auch auf seinen Kohlenhydratverzehr: Peary Rader schrieb: »Er isst kein weißes Brot, keine Weißmehlprodukte und keine Süßigkeiten oder Industriezucker.« [2]

*

Tab. 4 Steve Reeves – Standard Trainingsprogramm [4,9]

Übung	Sätze	Wiederholungen
• Nackendrücken	3	8-12
• Seitheben	3	8-12
• Bankdrücken	3	8-12
• Fliegende Bewegungen	3	8-12
• Latziehen	3	8-12
• Langhantelrudern	3	8-12
• Überzüge	3	8-12
• Langhantelcurls	3	8-12
• Kurzhantelcurls	3	8-12
• Dips	3	8-12
• Trizepsdrücken im Liegen	3	8-12
• Hackenschmidtkniebeuge	3	8-12
• Frontkniebeuge	3	8-12
• Wadenheben	3	8-12

Dieses Ganzkörperprogramm, ebenso wie das auf der gegenüberliegenden Seite, wurde zwei- bis dreimal pro Woche ausgeführt. Bei Fliegenden Bewegungen verwendete Steve Reeves nicht wie heute üblich einen neutralen Griff mit gegenüberliegenden Handinnenflächen, sondern einen Obergriff, sodass die Handinnenflächen zum Boden zeigen. Steve hatte die Erfahrung gemacht, dass er bei der von ihm bevorzugten Handstellung weniger Probleme mit der Schulter bekam, während ihm die sonst übliche Variante der Fliegenden Bewegungen oft Schmerzen in der Schulter bereitete.

Bei Bizepscurls verwendete Steve Reeves einen sog. »off-center grip«, d.h. er fasste die Kurzhantelstange nicht in der Mitte, sondern so, dass die untere Handkante an der Hantelscheibe anlag. Auf diese Weise liegt das Gewicht nicht gleichmäßig in der Handfläche und der Athlet ist gezwungen, die Hantel mit der Unterarmmuskulatur zu stabilisieren. Dabei machte sich Steve Reeves die Erkenntnis zunutze, dass der Bizeps nicht nur den Unterarm beugt, sondern auch das Handgelenk dreht und den Arm an den Körper heranführt. Der Trainingseffekt lässt sich noch verstärken, wenn das Handgelenk bei den Curls gedreht wird, also die Curlbewegung mit einem neutralen Griff (Handflächen zeigen zum Körper) begonnen wird und im Laufe der Bewegung die Handflächen nach oben und außen gedreht werden. Am obersten Punkt der Bewegung wird das Handgelenk noch zum Körper hin gebeugt, um die größtmögliche Bizepskontraktion zu erzielen.

Tab. 5 Steve Reeves – »Lieblingsprogramm« [4,9,10]

Übung	Sätze	Wiederholungen
• Langhanteldrücken im Stehen	3	8-12
• Seitheben	3	8-12
• Schrägbankdrücken mit Kurzhanteln	3	8-12
• Fliegende Bewegungen auf der Schrägbank	3	8-12
• Klimmzüge	3	8-12
• Rudern am Kabelzug	3	8-12
• Kurzhantelcurls auf der Schrägbank	6	8-12
• Dips	3	8-12
• Trizepsdrücken am Kabel	3	8-12
• Hackenschmidtkniebeuge mit »John-Grimek-T-Hantel« *oder*	3	8-12
Hackenschmidtkniebeuge mit der Langhantel	3	8-12
• Frontkniebeuge	3	8-12
• Wadenheben mit der Jochhantel	2	8-12

Für bekannte Übungen entwickelte Steve Reeves eigene Varianten. Kniebeugen führte er am liebsten mit einer sog. Jochhantel aus. Dabei liegt die Hantelstange nicht nur quer auf den Schultern, sondern man verwendet eine Hantel, an deren Stange sich zusätzliche halbkreisförmige Halterungen befinden, die von vorn nach hinten über die Schultern laufen, ähnlich wie die Gurte eines Rucksacks. Dadurch ruht die Stange sicher auf den Schultern und der Athlet muss die Hantelstange nicht festhalten, sondern hat die Hände frei, um sich festzuhalten und so eine aufrechte Körperhaltung während der Bewegung sicherzustellen. Ein ähnliches Gerät setzte später auch Frank Zane ein. Wenn Reeves bei John Grimek trainierte, führte er Hackenschmidtkniebeugen am liebsten mit der »John-Grimek-T-Hantel« aus. Diese Hantel bestand aus einer T-förmigen Stange, an deren unterem Ende sich die Gewichte befanden. Beim Ausführen der Übung stand Reeves auf einem Podest, in das der untere Teil der Hantel eingelassen war. Stand Grimeks Spezialgerät nicht zur Verfügung, führte er Hackenschmidtkniebeugen in der üblichen Variante aus, d.h. er hob eine Langhantel wie beim Kreuzheben (aber mit Obergriff) vom Boden, hielt die Hantel dabei aber hinter dem Körper und nicht wie beim Kreuzheben vor dem Körper.

KAPITEL 4

REG PARK
VORBILD VON ARNOLD SCHWARZENEGGER

Reg Park (1928-2007) war einer der besten englischen Bodybuilder, mehrfacher »Mr. Universum« und gefeierter Filmstar. In Bodybuilding-Kreisen wird sein Name meist in Verbindung mit Arnold Schwarzenegger genannt, dessen erklärtes Vorbild er war.

Reg Parks Weg zum Bodybuilding war recht ungewöhnlich. Während Grimek und Reeves bekräftigten, es sei schon immer ihr Wunsch gewesen stark bzw. muskulös zu werden, aber anfangs noch nicht wussten, wie man das erreichen kann, war es bei Reg Park umgekehrt. Er machte sich zunächst nicht viel aus Hanteltraining. Seine Leidenschaft war vielmehr das Fußballspielen. Als er 16 Jahre alt war, traf er im Schwimmbad einen sehr athletisch gebauten jungen Mann und fragte ihn, warum er so muskulös sei. Dieser antwortete: »Ich trainiere mit Gewichten. Wenn es dich interessiert, dann komm' doch mal vorbei.« Park verabredete sich mit dem Bodybuilder zum Training und war enttäuscht von der Trostlosigkeit des provisorischen Studios: »Er und seine Kumpels trainierten in einem kleinen, kargen Raum mit Bretterboden, ohne Tapete. Auf dem Boden lagen nur eine alte Langhantel und einige Kurzhanteln. Es gab keinerlei Bänke oder dergleichen.« [1]

Obwohl Reg Park sich noch immer vorwiegend für Fußball interessierte, blieb er dem Hanteltraining treu, aus einem nachvollziehbaren Grund, wenn man die Nahrungsknappheit in den Nachkriegsjahren bedenkt: »Es machte

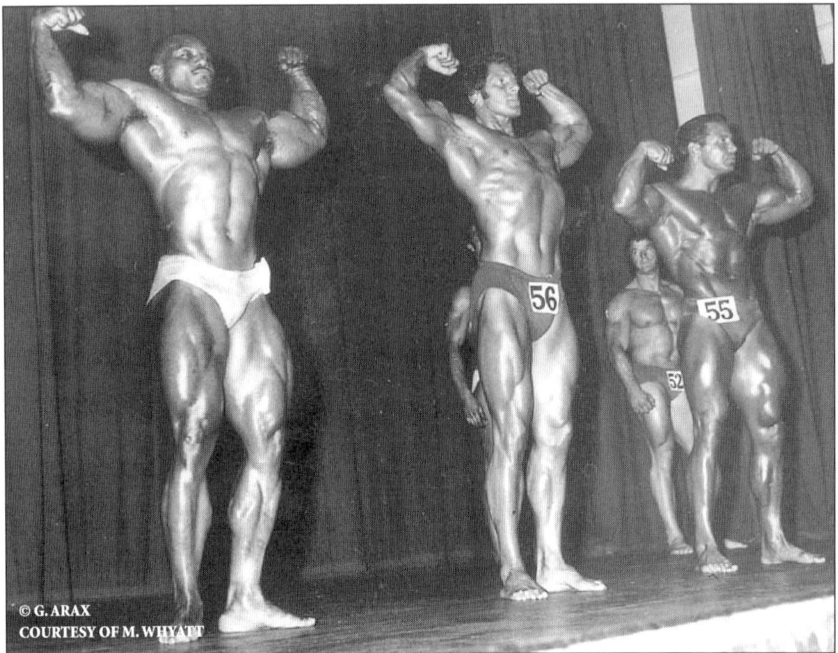

Abb. 8 Doppelbizepspose der drei Besten beim »Mr. Universum« 1971 (v. l.): Sergio Oliva im Vergleich mit Reg Park und Bill Pearl.

mir eigentlich keinen großen Spaß, ich war mehr an Fußball interessiert. Aber die Mutter des Trainingspartners versorgte uns immer mit frischem Gebäck, also gingen wir nach dem Training in die Küche, wo es Tee und frisches Gebäck gab. Das war der eigentliche Grund, warum ich immer wieder hinging.« [1] Trotz dieser eingeschränkten Begeisterung für das Bodybuilding entwickelte er durch regelmäßiges Training mit Gewichten eine beeindrukkende Form. Doch den Anstoß zu seiner Wettkampfkarriere gab ein besonderes Ereignis.

Als 1948 in London der erste »Mr. Universum«-Wettkampf stattfand, saß Reg Park unter den Zuschauern. Die Karte hatte er von seinen Eltern geschenkt bekommen, die sich freuten, dass ihr Sohn nach seinem Militär-

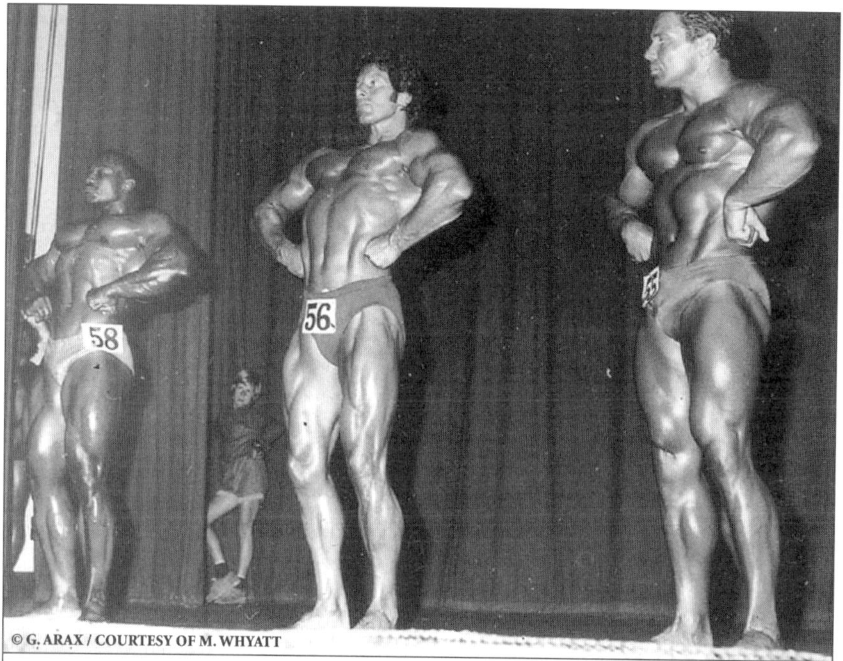

Abb. 9 »Mr. Universum« 1971: Sergio Oliva (links) verliert gegen Bill Pearl (rechts); Reg Park (Mitte) belegt den 3. Platz.

dienst wieder zu Hause war. Der 19-jährige Reg Park erlebte also hautnah mit, wie John Grimek und Steve Reeves um die Krone des Bodybuildings rangen. Von diesem Wettkampf tief beeindruckt und bis in die Haarspitzen motiviert, nahm er sich vor, irgendwann selbst einmal beim »Mr. Universum« auf der Bühne zu stehen.

Bereits drei Jahre später gewann er den prestigeträchtigen Titel! Obwohl er durch das regelmäßige Training mit seinen Freunden schon recht gut in Form war und auch während des Militärdienstes versucht hatte, ein regelmäßiges Training beizubehalten, muss man sich fragen, wie es ihm gelang, innerhalb von drei Jahren vom begeisterten Zuschauer zum »Mr. Universum« zu werden. Die Antwort ist einfach: Reg Park konzentrierte sich im

Training auf die Übungen und Maßnahmen, die sich für ihn bewährt hatten und mit denen er gute Erfolge erzielte. Dazu zählte, dreimal pro Woche den ganzen Körper zu trainieren. Nach jeder Trainingseinheit wurde ein Ruhetag eingelegt. Parks Trainingstage waren Montag, Mittwoch und Freitag. Bei der Übungsauswahl konzentrierte er sich, ebenso wie fast alle Athleten der damaligen Zeit, auf die sog. Grundübungen, also Übungen wie Bankdrücken, Rudern, Klimmzüge usw. [2]

Das waren die Übungen, mit denen er die besten Fortschritte machte und zum anderen waren Kabelzüge oder andere moderne Trainingsapparate nicht verfügbar. Vielleicht war es gerade diese Schlichtheit, die sein Training so erfolgreich machte. Ein weiterer wichtiger Faktor war Reg Parks Entschlossenheit, kein Training ausfallen zu lassen. Wenn eine Trainingseinheit auf dem Plan stand, dann wurde sie auch durchgeführt, unabhängig vom Wetter oder anderen widrigen Umständen: »Als ich aus der Armee entlassen worden war, trainierte ich hinter dem Haus im Garten, wo ich eine Langhantel und einige Kurzhanteln unter einer Abdeckung aufbewahrte. (…) Ich begann im September 1948 ernsthaft zu trainieren. Bald darauf kam der Winter und ich ging mit meinen Militärstiefeln und drei Sweatshirts übereinander hinaus und trainierte bei Temperaturen von minus fünf Grad oder wie kalt es auch immer war. Später wechselten wir in eine Wellblechdach-Garage, die wir angemietet hatten. Der Schnee und der Regen kamen durch und die Wände waren voller Schimmel. Da es keinen Stromanschluss gab, mussten wir Kerzen auf den Boden stellen. Wir hatten uns auch eine Flachbank besorgt, über die wir einige Säcke legen mussten, weil sie nicht gepolstert war.« [1]

Dieses harte und konsequente Training verhalf Reg Park dazu, innerhalb eines Jahres zum besten britischen Bodybuilder und nach zwei weiteren Jahren zum besten Bodybuilder der Welt zu werden. 1951 gewann Reg Park den »Mr. Universum«, nachdem er bereits 1949 den »Mr. Britain« gewonnen hatte. An jenem Tag war auch John Grimek anwesend. Der sagte später über Reg Park: »Das ist die beste Form, die ich je gesehen habe. Ich kann nicht glauben, welche Muskulatur dieser Kerl aufgebaut hat.« [1]

Auf diesen Körperbau wurde man wenig später auch in Hollywood aufmerksam. Nachdem Reg Park den »Mr. Universum« noch zwei weitere Male gewonnen hatte, nämlich 1958 und 1965, jeweils in der Profiklasse, ging er nach Hollywood und spielte in zahlreichen »Herkules«- und anderen sog. »Sandalenfilmen« mit. Reg Park beeindruckte Millionen von Kinobesuchern mit seiner außergewöhnlichen Muskelentwicklung und war nach Steve Reeves der zweite Bodybuilder, der die Erfolge seines Sports vor großem Publikum würdig repräsentierte. Unter seinen frühen Bewunderern war auch der junge Arnold Schwarzenegger, der Reg Park fortan als sein großes Vorbild bezeichnete.

*

Tab. 6 Reg Park – Grundlagentraining [2,3]

Montag, Mittwoch, Freitag

Übung	Sätze	Wiederholungen
• Langhantelcurls	4	6-8
• Nackendrücken	4	6-8
• Bankdrücken	5	5-10
• Rudern vorgebeugt	5	5-10
• Kniebeuge	5	5-10
• Kreuzheben	5	5-10
• Bauchübungen	2	20-30

Reg Parks Grundlagenprogramm erfordert nur eine Langhantel mit Gewichten und eine Bank. Viel mehr stand ihm zu Beginn seiner Karriere auch nicht zu Verfügung. Damit gelang es ihm, einer der besten Bodybuilder der Welt zu werden.

*

Tab. 7 Reg Park – »Mr. Universum«-Vorbereitung [1,3]

Montag, Mittwoch, Freitag

Übung	Sätze	Wiederholungen
• Kniebeugen	5	10
• Bankdrücken	5	10
• Bankdrücken mit Kurzhanteln	5	10
• Bankdips mit Zusatzgewicht	5	12
• Langhantelcurls mit Abfälschungen	5	10
• Kurzhantelcurls	5	10
• Trizepsdrücken mit der Langhantel auf der Bank	5	10
• Trizepsdrücken	5	10
• Klimmzüge mit 25 kg Zusatzgewicht	5	10
• Wadenheben	5	10
• Bauchtraining	5	20-30

Für Bankdips werden zwei Trainingsbänke parallel aufgestellt. Man setzt sich quer auf eine Bank und legt die Fersen auf die andere Bank. Die Hände werden rechts und links vom Körper aufgestützt. Dann rutscht man mit dem Gesäß von der Bank, beugt die Arme und läßt so den Körper herab, bevor man sich mit den Armen wieder hochdrückt. Als Zusatzgewicht kann bei dieser Übung eine Hantelscheibe dienen, die im Schoß liegt.

*

Tab. 8 Reg Park – 5 x 5 in drei Phasen (1/2) [2]

Phase I	Sätze	Wiederholungen
• Hyperextensionen	3	10
• Bauchpressen	2	20
• Kniebeuge	5	5
• Bankdrücken	5	5
• Kreuzheben	5	5

Phase II	Sätze	Wiederholungen
• Hyperextensionen	3-4	10
• Frontkniebeuge	5	5
• Kniebeuge	5	5
• Bankdrücken	5	5
• Stehendes Schulterdrücken	5	5
• High Pulls	5	5
• Kreuzheben	5	5
• Wadenheben im Stehen	5	5

Hyperextensionen und Bauchpressen zu Beginn dienen nicht nur dem Training der Muskeln der Körpermitte, sondern auch dem allgemeinen Aufwärmen. Die ersten zwei Sätze jeder Übung sind Aufwärmsätze, bei denen das Gewicht so gesteigert wird, dass man im dritten Satz das 5WM erreicht (das Gewicht, mit dem 5 Wiederholungen möglich sind). Zwischen dem dritten, vierten und fünften Satz einer Übung wird mindestens 3 Minuten und höchstens 5 Minuten pausiert. Phase I erstreckt sich über 12 Wochen, wobei die Gewichte von Woche zu Woche leicht gesteigert werden sollten. Nach 12 Wochen erfolgt ohne Pause der Übergang zur nächsten Phase. In allen drei Phasen wird jeweils dreimal pro Woche trainiert, in der Regel Montag, Mittwoch und Freitag.

Eine heute fast vergessene, aber zu Reg Parks Zeiten weit verbreitete Übung waren die »High Pulls«, eine von Reg Parks Lieblingsübungen, die er durch sein 1960 erschienenes Buch *Strength & Bulk Training for Weight Lifters and Body Builders* bekannt machte. Diese Übung muss man sich als Kombination von Kreuzheben und Schulterheben vorstellen. Die Langhantel liegt zu Beginn auf dem Boden und wird wie beim Kreuzheben gehoben, allerdings mit einem Obergriff. Die Bewegung ist aber nicht in der Endposition des Kreuzhebens zu Ende, sondern man hebt die Hantel anschließend noch wie beim Schulterheben durch ein Hochziehen der Schultern so weit wie möglich an.

Tab. 8 Reg Park – 5 x 5 in drei Phasen (2/2) [2]

Phase III	Sätze	Wiederholungen
• Hyperextensionen	3	10
• Bauchpressen	2	20
• Frontkniebeuge	5	5
• Kniebeuge	5	5
• Bankdrücken	5	5
• Schulterdrücken mit der Langhantel	5	5
• Rudern vorgebeugt	5	5
• Kreuzheben	5	5
• Nackendrücken	5	5
• Kurzhantelcurls	5	5
• Trizepsdrücken im Liegen	5	5
• Wadenheben im Stehen	5	25

In Phase III werden die High Pulls durch Nackendrücken mit der Langhantel ersetzt. Für die Arme kommen nun Kurzhantelcurls und Trizepsdrücken hinzu. Nach weiteren 12 Wochen ist das Drei-Phasen-Programm abgeschlossen. Es wird eine Trainingspause eingelegt, bevor der nächste Trainingszyklus begonnen wird.

*

KAPITEL 5

BILL PEARL
IN DREI JAHRZEHNTEN ERFOLGREICH

Bill Pearl wurde 1930 in Oregon geboren. Eigenen Angaben zufolge war er schon als kleiner Junge versessen darauf, stark und muskulös zu werden. Bereits mit zehn Jahren bot er im Familien- und Freundeskreis stets seine Hilfe an, wenn anstrengende Arbeit zu verrichten war, weil er hoffte, dass es seiner körperlichen Entwicklung dienen würde. Seine Freunde kannten diesen Wunsch und sie halfen ihm vier Jahre später bei der Realisierung.

In den 1940er Jahren war es schwer, an Informationen über wirkungsvolles Training zu gelangen, deshalb war es ein einschneidendes Erlebnis, als Pearl eines morgens Besuch erhielt von seinem Freund Al, der ihm ganz aufgeregt zurief: »Bill, ich habe den Weg für dich gefunden!« und ihm dabei eine Ausgabe von *Strength & Health* unter die Nase hielt. [1] Pearl blätterte die Zeitschrift durch und war fasziniert. Darin waren Athleten abgebildet, von denen er noch nie gehört hatte und deren Form er bisher für nicht erreichbar gehalten hatte: John Grimek, Steve Reeves und andere Athleten dieser Zeit.

Bill Pearl, Al und ein weiterer Freund namens Pete beschlossen daraufhin, sich einen Satz Hanteln zu bestellen. Die dafür erforderlichen 38,95 Dollar waren 1944 für drei 14-jährige ein kleines Vermögen. Stahl und Eisen waren knapp in Kriegszeiten und daher schwer zu bekommen. Als der Hantelsatz dann schließlich eintraf, machten sich die drei Teenager daran, die Trainingsprogramme von John Grimek, Steve Reeves und anderen auszuprobieren.

Also trafen sie sich montags, mittwochs und freitags im Keller der Familie Pearl und trainierten jeweils eine Stunde lang den ganzen Körper.

Pete und Al, Bill Pearls Freunde und »Miteigentümer« des Trainingsgeräts, verloren bald das Interesse. Sie überließen Pearl das Hantelset und der trainierte weiter wie ein Uhrwerk: Montag, Mittwoch und Freitag. Nach und nach schaffte er sich weitere Griffe, Scheiben, Kurzhantelstangen und eine Klimmzugstange an und besaß damit »...vermutlich das einzige Heimstudio in der ganzen Stadt.« [1] An warmen Sommertagen holte Pearl, inzwischen 16, die Hanteln aus dem Keller und trainierte im heimischen Garten. So konnte er schwerste Gewichte über den Kopf stemmen und wenn er an einem Gewicht scheiterte, konnte er es einfach fallen lassen, was im Keller nicht möglich gewesen wäre, ohne den Boden zu beschädigen.

Diese rücksichtsvolle Schonung des Familieneigentums erwies sich aber in anderer Hinsicht als problematisch, wie Pearl selbst ausführt: »Es machte meinen Vater rasend vor Wut, denn vor jedem erfolgreichen Versuch scheiterte ich ungefähr zehn Mal und musste das Gewicht jedes Mal auf den Rasen fallen lassen. Schon bald sah unser Vorgarten aus, als wäre er voller Bombenkrater.« [1]

Bill Pearl entwickelte seine Trainingsprogramme im Laufe der Zeit immer weiter. Er begann mit einem sehr einfachen, nur aus wenigen Übungen bestehenden Grundlagenprogramm. Dieses erste Training bestand im Wesentlichen aus den Kniebeugen, Kreuzheben, Rudern vorgebeugt und Langhantelcurls – Übungen, die er allesamt mit seiner neuen Langhantel ausführte. Bei den Kniebeugen hoben die Trainingspartner Al und Pete die Hantel auf Bills Rücken und nach Beendigung des Satzes nahmen sie ihm die Hantel wieder von der Schulter. So trainierten sie reihum, bis jeder von ihnen ungefähr fünf Sätze absolviert hatte.

Bankdrücken zählte anfangs noch nicht zu ihrem Trainingsprogramm, weil sie noch keine Bank hatten, auf der sie die Übung hätten ausführen können. Anstelle des Bankdrückens führten sie deshalb Liegestütze aus. Wadenheben wurde, wenn überhaupt, so trainiert, dass sie sich mit der Hantel auf den

Schultern in den Zehenstand erhoben. Diese Übung wurde hin und wieder nach den Kniebeugen ausgeführt, allerdings gehörte das Wadentraining zunächst nicht zu den Prioritäten der drei Teenager. Bill Pearl und seine Trainingspartner waren vielmehr an einem muskulösen Oberkörper und kräftigen Armen interessiert.

Nachdem Pete und Al mit dem Training aufgehört hatten, trainierte Bill Pearl allein weiter und veränderte das Programm seinen Ansprüchen entsprechend. Nachdem er sich weitere Trainingsgeräte beschafft hatte, konnte er nicht nur Bankdrücken und Nackendrücken ausführen, sondern praktisch alle Übungen, die er machen wollte. Er trainierte nun weiterhin dreimal pro Woche den ganzen Körper, wechselte aber die Übungen von Wochentag zu Wochentag ab. Wenn er z.B. am Montag die Beine mit Kniebeugen trainiert hatte, machte er dafür am Mittwoch Kreuzheben und am Freitag Hackenschmidt-Kniebeugen. Seinen Rücken trainierte er montags vielleicht mit vorgebeugtem Rudern, mittwochs mit Klimmzügen und freitags mit Kurzhantel-Überzügen. Ähnlich wie John Grimek kombinierte auch Bill Pearl hin und wieder Kniebeugen-Varianten mit Überzügen, um seinen Brustkorb maximal zu dehnen.

Bemerkenswert bei Bill Pearls Training ist die Tatsache, dass er es von Anfang an vermied, bis zum Muskelversagen zu trainieren. Das wäre in seiner Situation auch nicht ganz ungefährlich gewesen, da er in der Regel allein trainierte und die meisten Übungen mit der Langhantel ausführte. Lediglich bei seinen Trainingseinheiten im Freien tastete er sich an den Punkt des momentanen Muskelversagens heran, weil er dort die Hantel einfach fallen lassen konnte. Die Sätze nicht bis zum Muskelversagen auszuführen, war anfangs also noch eine der Sicherheit geschuldete Notwendigkeit. Doch es entwickelte sich bei Bill Pearl zu einer grundsätzlichen Einstellung. Denn er lehnte es generell ab, bis zum Muskelversagen zu trainieren. Viel lieber trainierte er jede Übung mit zahlreichen Sätzen. Bill Pearl absolvierte mindestens drei, manchmal aber auch vier oder fünf Sätze von jeder Übung, um den Muskel umfassend zu erschöpfen. Dabei empfahl er stets, hart zu trainieren, aber immer nur so weit, dass man eine angefangene Wiederholung noch abschließen kann. Diesen Grundsatz begründet Bill Pearl mit dem negativen Beiklang des Begriffs »Versagen« (engl. failure): »Wenn man eine Trainingseinheit absolviert und diese besteht aus, sagen wir, neun Übungen, von denen Sie jeweils drei Sätze ausführen und jeder dieser Sätze geht bis zum Muskelversagen, bei dem Sie es also nicht schaffen, die letzte Wiederholung abzuschließen, dann haben Sie in dieser Trainingseinheit 27mal versagt! Das hört sich für mich nicht sehr erfolgreich an.« [2]

Wenn man aber so trainiert, dass man die letzte Wiederholung auch in jedem Fall noch schafft, war man stattdessen – so Bill Pearl – 27mal erfolgreich und hatte damit eine zufriedenstellende Trainingseinheit absolviert. Im Mutterland des positiven Denkens (Norman Vincent Peales Bestseller »The Power of Positive Thinking« war 1943 in den USA erschienen) galt es eben, sich auf den Erfolg zu konzentrieren und »Versagen« auszublenden.

Zudem war Bill Pearl der Überzeugung, dass ein weniger intensives Training die Reserven schont und Übertraining vermeidet: »Ich glaube fest daran, dass man das Studio jeden Tag mit dem Gefühl verlassen sollte, noch etwas Benzin im Tank zu haben. Denn wenn man das Studio nicht mit diesem Gefühl verlässt, kommt man automatisch irgendwann an den Punkt, an dem man das Training als etwas höllisch Belastendes empfindet und dann lässt man irgendwann Trainingseinheiten ausfallen oder hört ganz mit dem Training auf. (…) Beenden Sie, was Sie anfangen und das heißt jede einzelne Wiederholung. Ich bin überzeugt, dass diese Herangehensweise nicht nur sicherstellt, dass Sie immer weiter trainieren, sondern Sie werden so auch die größtmöglichen Fortschritte machen. Warum? Weil Sie sich selbst auf Erfolg trainieren, und zwar bei jeder Wiederholung, jedem Satz und jeder Trainingseinheit.« [2]

Für Bill Pearl war dieser Ansatz offensichtlich sehr erfolgreich, denn es gelang ihm, nach und nach an Muskelmasse zuzunehmen, wenn auch »...nicht so schnell, wie ich gehofft hatte.« [1] Nach einigen Jahren Heimtraining wechselte er ins nächstgelegene YMCA, den Jugendclub der christlichen jungen Männer. Dort gab es nicht nur eine größere Vielfalt an Trainingsgeräten als in seinem Heimstudio, sondern auch Trainingspartner, die sich gegenseitig motivierten und unterstützten.

Nachdem Bill Pearl die Schule beendet hatte, reiste er nach Fullerton in Kalifornien, um dort seinen Bruder zu besuchen. Dabei machte er einen Abstecher in das örtliche YMCA, um zu trainieren. Dort sah er zum ersten Mal zwei Dutzend Bodybuilder und Gewichtheber zusammen, darunter den ehemaligen Weltrekordler und Olympiasieger Tommy Kono. Obwohl Kono mit einem Körpergewicht von weniger als 70 kg ein Leichtgewicht unter den Anwesenden war, wurde der junge Bill Pearl Zeuge, wie Kono 100 kg beim Frontpressen bewältigte und Bankdrücken mit 140 kg sowie Kniebeugen mit 180 kg absolvierte. Als Kono anschließend noch vor dem Spiegel ein paar Posen ausführte, war Pearl so beeindruckt, dass er es nicht mehr wagte, selbst zu trainieren.

Aufgrund seiner Muskulatur und Fitness war Bill Pearl der herausragende Sportler an seiner Schule gewesen. Mehrere Universitäten hatten ihm Stipendien angeboten; Pearl wollte sich für eines entscheiden und ein Studium beginnen. Dann ließ er sich jedoch von seinem Jugendfreund Al überreden, der Marine (US Navy) beizutreten. Als Bill Pearl in San Diego stationiert wurde, meldete er sich dort in einem Fitness-Studio an, in dem auch einige Wettkampf-Bodybuilder trainierten, darunter mit Clancy Ross auch ein ehemaliger »Mr. America«.

Bill Pearl war nun fest entschlossen, selbst an Wettkämpfen teilzunehmen. Den Anfang machte er 1952 mit dem dritten Platz beim »Mr. San Diego«. Pearl trainierte weiterhin dreimal pro Woche, erhöhte vor Wettkämpfen aber seine Trainingshäufigkeit und trainierte kurz vor dem großen Tag, so oft es sein Dienstplan in der Navy ermöglichte. Seine Trainingsgrundsätze behielt er die ganze Zeit über bei: Ganzkörpertraining mit Grundübungen, viele Sätze und den Satz immer kurz vor dem Muskelversagen beenden. Nach einem weiteren Jahr war Bill Pearl dann 1953 so gut in Form, dass er im selben Jahr nicht nur den »Mr. Southern California«, den »Mr. California« und den »Mr.

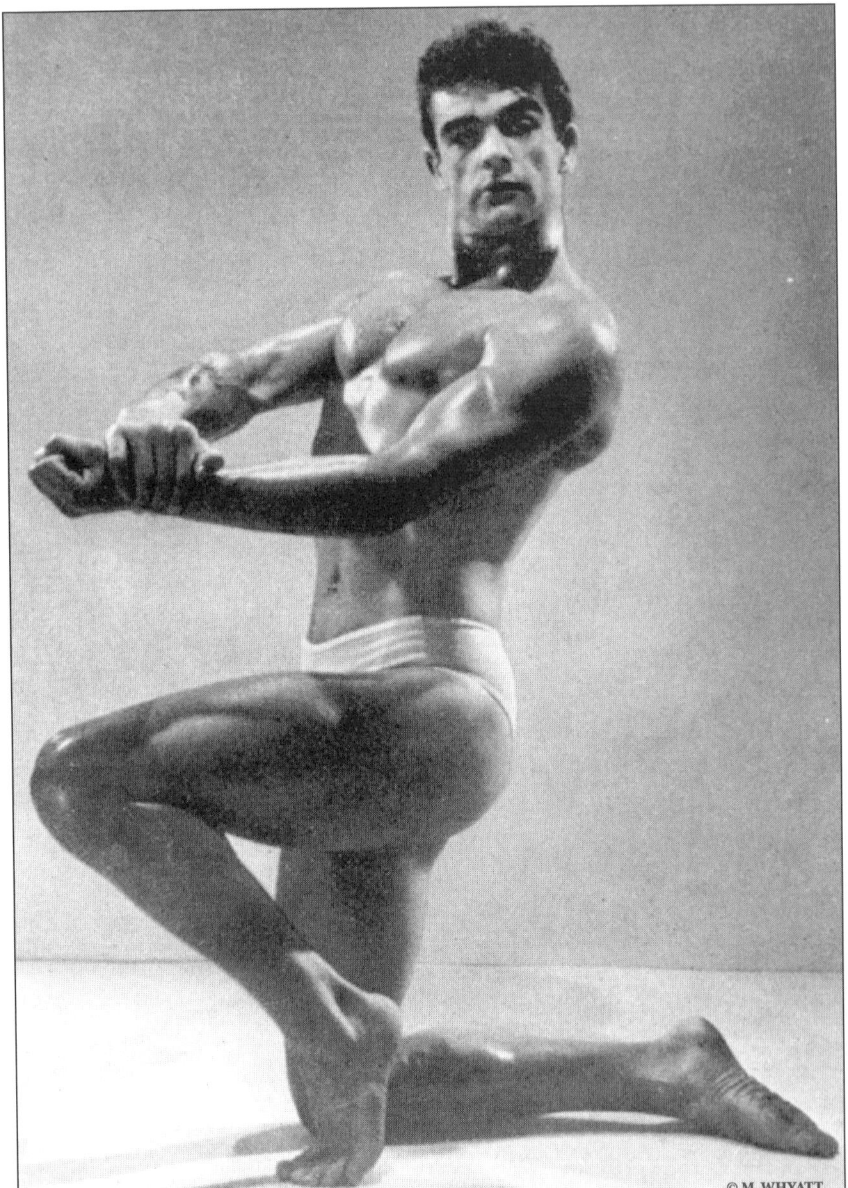
© M. WHYATT

America« gewann, sondern auch den »Mr. Universum«, den bedeutendsten Bodybuilding-Wettkampf dieser Zeit.

Unter den Bodybuildern, die 1953 beim »Mr. Universum« in London auf der Bühne standen, war auch ein damals 22jähriger Schotte, der sich im Dunedin Fitness Club in Edinburgh vorbereitet hatte und den seine Freunde und Trainingspartner »Tom« nannten. »Tom« konnte sich bei seiner einzigen »Mr. Universum«-Teilnahme nicht platzieren. Diesen Misserfolg konnte er aber leicht verschmerzen, da ihm noch im selben Jahr eine Rolle als Schauspieler in einem Theaterstück namens »South Pacific« angeboten wurde, für das Bodybuilder gesucht wurden, die auch schauspielern konnten. Dort machte Sean Connery, so sein richtiger Name, seine Sache offensichtlich gut, denn kurz darauf bekam er seine erste Rolle in einem Kinofilm angeboten. Nach neun weiteren Filmen spielte er dann in einer großen Produktion zum ersten Mal die Rolle seines Lebens: James Bond.

Durch den Sieg beim »Mr. Universum« war Bill Pearl mit 25 Jahren an der Spitze des Bodybuildings im Amateurbereich angekommen. Ein Jahr später endete seine Dienstzeit in der Navy. Sein Bodybuilding-Hintergrund verhalf Pearl dann zu einer Reihe interessanter Tätigkeiten. Zunächst eröffnete er nacheinander neun verschiedene Fitness-Studios, behielt aber zuletzt nur eines, weil ihm die Verwaltung seiner Anlagen kaum noch Zeit für das eigene Training ließ. 1961 nahm er noch einmal am »Mr. Universum« teil. Als ehemaliger Gewinner des Amateurtitels musste er nun in der Profi-Klasse starten und gewann auch diese. Nach dem erneuten Sieg erhielt Pearl das verlokkende Angebot, beim Raumfahrtprogramm der USA mitzuarbeiten.

Er wurde Berater im Team von Dr. Harold Morrison, der die körperliche Fitness der Astronauten überwachte. Bill Pearl war im Rockwell Aerospace Program zuständig für die Konzeption von Trainingsplänen für den Muskelaufbau. Die Astronauten wurden regelmäßigen Fitness-Tests sowie

---

Abb. 10 Als Teilnehmer beim »Mr. Universum« 1953: der spätere James-Bond-Darsteller Sean »Tom« Connery.

Gesundheitsuntersuchungen unterzogen. Nachdem auch Bill Pearl an einer der Untersuchungen teilgenommen hatte, bat ihn der Arzt zu einem Gespräch, das Pearl so schildert: »Ich hatte einen Bluttest machen lassen und der Doktor bat mich in sein Büro und fragte mich: ›Bill, haben Sie einen Hausarzt?‹ Ich sagte: ›Ja, ich habe einen Hausarzt, warum fragen Sie?‹ Er sagte: ›Ich rate Ihnen dringend, Ihren Hausarzt aufzusuchen, damit er sie ins Krankenhaus einweist.‹ Ich sagte: ›Sie machen wohl Witze, Doc‹ und er sagte: ›Nein, Bill, wenn Sie mein Patient wären, würde ich Sie tatsächlich ins Krankenhaus einweisen.‹ Er sagte, mein Harnsäurespiegel, Blutdruck und meine Triglyzeride machten mich zu einem Kandidaten ersten Ranges für einen Herzinfarkt.« [3]

Dabei fühlte Pearl sich überhaupt nicht krank. Lediglich seine Gelenke schmerzten seit einiger Zeit erheblich. Er hatte aber geglaubt, dass Gelenkschmerzen bei seinem jahrelangen Training und den damit einhergehenden Belastungen für den Halte-, Band- und Knorpelapparat unvermeidbar seien. Dennoch nahm Bill Pearl die Warnung ernst und setzte sich umgehend mit seinem Hausarzt in Verbindung. Dieser untersuchte ihn eingehend und bestätigte die Diagnose seines Kollegen. Die Ursache für Bill Pearls katastrophale Blutwerte war auch schnell gefunden.

Zum einen hatte Pearl seit Längerem kein nennenswertes Ausdauertraining mehr durchgeführt. Damals war es bei Bodybuildern noch nicht üblich, das ganze Jahr über ein gewisses Maß an Ausdauerleistungsfähigkeit zu erhalten. Aerobes Training wurde in der Regel nur während der Vorbereitung auf einen Wettkampf zur Fettverbrennung eingesetzt. Der andere, gravierendere Grund für Bill Pearls gesundheitlichen Zustand war seine Ernährung. Wie unter Bodybuildern damals üblich, verzehrte Pearl große Mengen an Fleisch und nur wenig Obst und Gemüse. Sein Hausarzt riet ihm dringend, seine Ernährung umzustellen: mehr Obst und Gemüse anstelle von Fleisch.

Abb. 11 Nach Ansicht vieler Fans das beste Siegerpaar aller Zeiten: »Mr. Universum« 1967 Bill Pearl (Profi-Gesamtsieg) und Arnold Schwarzenegger (Amateur-Gesamtsieg).

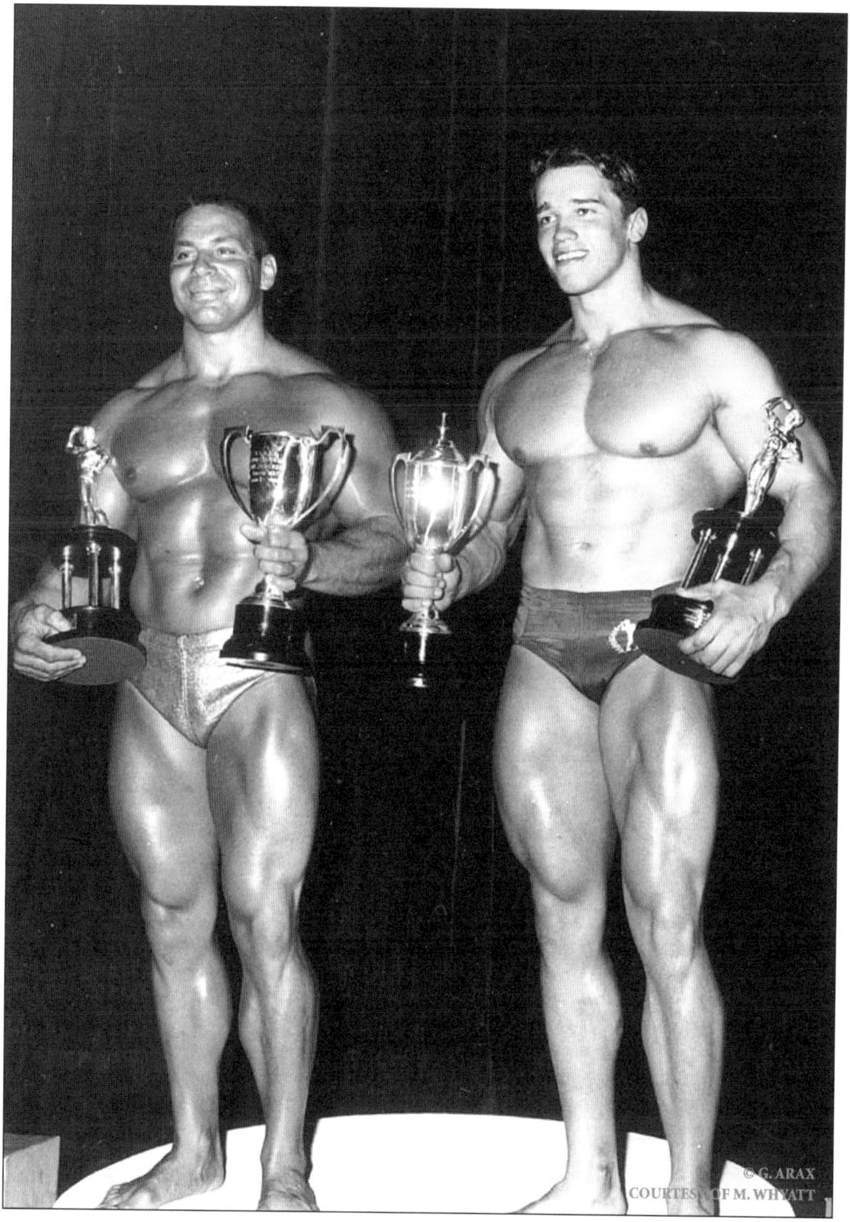

Bill Pearl war zwar sehr skeptisch und fürchtete, diese Form der Ernährung würde es ihm unmöglich machen, seine Muskeln zu erhalten, ganz zu schweigen davon, seine Muskelmasse zu steigern, aber er hatte die eindringliche Warnung der Ärzte noch ihm Ohr und nach dem zweifachen Gewinn des »Mr. Universum«-Titels hatte er im Bodybuilding ohnehin alles erreicht, was man damals erreichen konnte. Also hielt er sich an den Rat seines Arztes und erhöhte nach und nach den Verzehr von Obst und Gemüse; gleichzeitig reduzierte er schrittweise den Fleischkonsum. Das bekam ihm so gut, dass er schließlich sogar ganz auf Fleisch verzichtete. Seinen Proteinbedarf deckte er nun über pflanzliches Protein sowie durch Eier und Milchprodukte. Bei den Eiern achtete er darauf, nur wenige Eigelb und stattdessen hauptsächlich das Eiweiß zu verwenden.

Was Pearl aber endgültig von der vegetarischen Ernährung überzeugte, war das allmähliche Verschwinden seiner Gelenkschmerzen. Trotzdem betonte er stets: »Ich ernähre mich jetzt seit den 1960ern so und weiche nie davon ab, aber ich will niemanden bekehren und die Ernährungsgewohnheiten der Leute verändern. Es ist einfach das, was sich für mich bewährt hat.« [3]

Als Bill Pearl während eines Seminars gefragt wurde, ob es möglich wäre, selbst den »Mr. Universum«-Titel ohne Fleisch zu gewinnen, antwortete Pearl entspannt: »Ich habe den »Mr. Universum« danach noch zwei weitere Male gewonnen.« [3] Eine bescheidene Formulierung, denn bei seinen weiteren Siegen beim »Mr. Universum« schrieb Bill Pearl Bodybuilding-Geschichte.

1967, zwei Jahre nach seiner Ernährungsumstellung, nahm Bill Pearl erneut am »Mr. Universum« teil und dominierte den Wettkampf. Er gewann die Profiklasse unangefochten. Das Ereignis ging noch aus einem weiteren Grund in die Geschichte ein: Es war das Jahr, als ein junger Athlet namens Arnold Schwarzenegger zum ersten Mal den »Mr. Universum«-Titel der Amateure gewann. Beide waren in ihrer jeweiligen Klasse derart überragend gewesen, dass das anschließende Foto der Siegerehrung, bei der Pearl und Schwarzenegger nebeneinander auf der Bühne stehen, weltweite Berühmtheit erlangte als »best pair ever«, dem besten Siegerpaar aller Zeiten.

Nach diesem erneuten Triumph beendete Pearl seine Wettkampflaufbahn und widmete sich verstärkt seinen geschäftlichen und familiären Angelegenheiten. Sein Trainingsprogramm behielt er aber bei. Nach wie vor trainierte er mit zahlreichen Übungen und Sätzen und vermied es, bis zum Muskelversagen zu gehen. Vier Jahre später erschienen Beiträge in verschiedenen Bodybuilding-Magazinen, in denen diskutiert wurde, wer denn nun der beste Bodybuilder sei. In einem dieser Artikel wurde angedeutet, dass Bill Pearl vielleicht deshalb nicht mehr bei Wettkämpfen antrete, weil er Angst habe zu verlieren. Durch diese Unterstellung herausgefordert, ließ sich Bill Pearl überreden, ein weiteres Mal am »Mr. Universum« teilzunehmen.

Mit inzwischen 41 Jahren meldete er sich noch einmal zur Teilnahme an und gewann. Damit hatte er einen unerhörten Rekord aufgestellt: Er war in drei verschiedenen Jahrzehnten »Mr. Universum« geworden, nämlich in den 1950ern, den 1960ern und den 1970ern. Er gilt seitdem als Beweis dafür, dass sich Bodybuilding als Wettkampfsport auf Spitzenebene auch über lange Zeit betreiben lässt. Nach diesem Comeback trat Bill Pearl dann endgültig vom Wettkampfsport zurück, trainierte aber kontinuierlich weiter.

Dabei machte er weiter mit den Dingen, die sich für ihn bewährt hatten: sehr hohes Volumen bei moderater Intensität. Nach seiner Wettkampfzeit ging Pearl sogar dazu über, das Trainingsvolumen noch einmal deutlich zu steigern. Nach wie vor absolvierte er ein Ganzkörpertraining an drei Tagen pro Woche. Zusätzlich arbeitete er zwischen diesen Trainingstagen jedoch noch gezielt an einzelnen Muskelgruppen. Dieses Trainingsprogramm für sechs Tage die Woche empfahl Bill Pearl vor allem Älteren, die bereits jahrelanges oder gar jahrzehntelanges Training hinter sich hatten. Pearl selbst absolvierte dieses Trainingsprogramm auch noch mit fast 80 Jahren. Zu diesem Zeitpunkt konnte er bereits auf mehr als 60 Jahre Trainingserfahrung zurückblicken!

Nach seiner aktiven Zeit erwarb Pearl eine Ranch, auf der sich auch eine alte Scheune befand. Diese Scheune baute er um zu einem Heimstudio, in dem er zu jeder Tageszeit trainieren konnte. Damit war die Voraussetzung

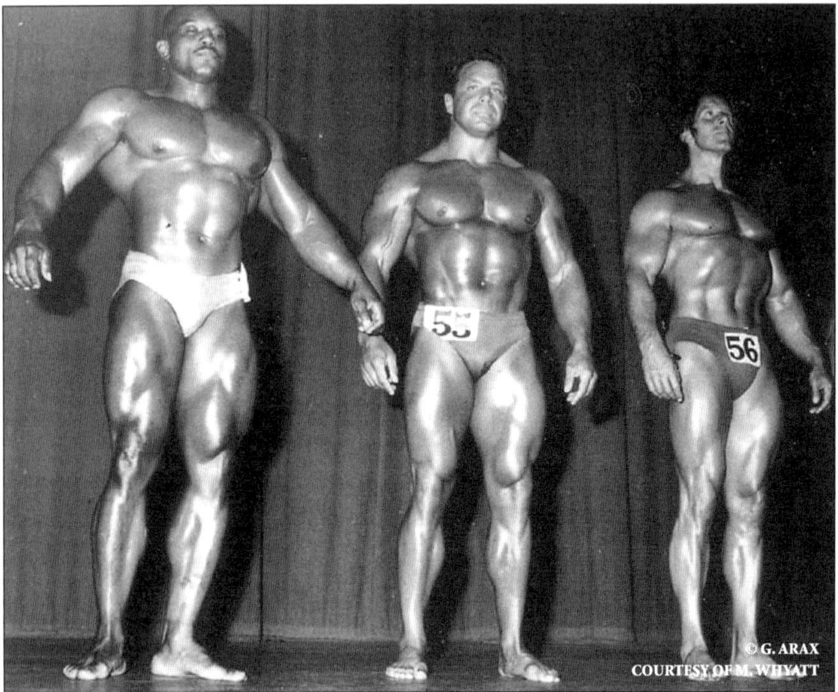

Abb. 12 Dieses Foto vom »Mr. Universum« 1971 zeigt Bill Pearls überragende Form, mit der er den dreifachen »Mr. Olympia« Sergio Oliva (links) und die Legende Reg Park (rechts) schlagen konnte.

geschaffen für eine weitere Eigenart des Pearl'schen Trainings, nämlich seine bevorzugte Uhrzeit. Auch heute, in fortgeschrittenem Alter, zieht Bill Pearl es immer noch vor, sein Training schon vor Sonnenaufgang zu beginnen. Dazu steht er jeden Tag um 3 Uhr auf. Eine halbe Stunde später ist er in seinem Heimstudio und beginnt ein Training, das zwischen zwei und drei Stunden dauert. Als Grund für dieses umfangreiche Training gibt Bill Pearl an, dass er einfach gern trainiert und es bevorzugt, lange und mit niedriger Intensität zu trainieren. Doch auch das erhob er nicht zum Dogma: »Niemand sagt, dass mehr Zeit im Studio besser ist. Ich könnte auch mit weit weniger als sechs

Trainingstagen à drei Stunden pro Woche die Trainingsreize bekommen, die ich brauche. Ich muss nicht so viel trainieren, ich mache es einfach, weil ich es mag. (…) Für mich ist meine Trainingszeit die Zeit des Tages, in der ich das tue, was ich am meisten mag, aber ich bin sicher, ich könnte genauso fit und gesund sein mit der Hälfte der Trainingszeit. Aber ich genieße den Sport und ich bin gern im Studio.« [3]

*

Tab. 9 Bill Pearl – Grundlagentraining I [1,2,3]

Montag, Mittwoch, Freitag	Sätze	Wiederholungen
• Liegestütz	5	20-30
• Rudern vorgebeugt	5	8-12
• Kniebeuge	5	8-12
• Kreuzheben	5	8-12
• Langhantelcurls	5	8-12
• Bauchpressen	3	20-25

Bill Pearl dominierte nicht nur lange Jahre das Wettkampf-Bodybuilding. Auch seine überragende Form im fortgeschrittenen Alter war für viele Athleten ein Ansporn. Sein Grundlagentraining I bestand aus sechs Basisübungen, mit denen der Körper auf das anschließende Volumentraining vorbereitet werden sollte. Von jeder Übung werden fünf Sätze (beim Bauchpressen drei Sätze) ausgeführt. Kurz vor dem Wiederholungsmaximum wird der Satz beendet.

Im Rahmen des daran anschliessenden Grundlagentrainings II (siehe gegenüberliegende Seite) wird das Volumen weiter gesteigert. Die Trainingsintensität bleibt weiterhin moderat.

*

Tab. 10 Bill Pearl – Grundlagentraining II [1,2,3]

Montag	Sätze	Wiederholungen
• Bankdrücken	3-5	8-12
• Klimmzüge	5-6	6-8
• Kniebeuge	5-6	12-15
• Langhantelcurls	3-4	8-12
• Trizepsdrücken am Kabel	3-4	12-15
• Wadenheben im Stehen	3-4	15-20
• Bauchübungen	3-5	10-20

Mittwoch	Sätze	Wiederholungen
• Hackenschmidtkniebeuge	3-5	12-15
• Nackendrücken	3-5	8-15
• Rudern vorgebeugt	3-5	8-15
• Kurzhantelcurls	3-4	8-12
• Enges Bankdrücken	3-4	8-15
• Wadenheben im Sitzen	3-5	15-20
• Bauchübungen	3-5	10-20

Freitag	Sätze	Wiederholungen
• Klimmzüge (verschied. Griffe)	6-7	6-8
• Schrägbankdrücken	3-5	12-15
• Frontkniebeuge	4-5	15-20
• Überzüge	3-5	20-25
• Seitheben	3-4	12-15
• Langhantelcurls	3-5	8-12
• Dips	3-5	8-10
• Wadenheben im Stehen	3-5	10-20
• Bauchübungen	3-5	10-20

Tab. 11 Bill Pearl – Volumentraining für ältere Athleten (1/3) [1,2,3]

Montag: Ganzkörpertraining	Sätze	Wiederholungen
• Seitheben	6	10
• Klimmzüge weit zur Brust	6	10
• Kniebeugen	6	10
• Hammercurls	6	10
• Trizeps-Kickbacks	6	10
• Wadenheben	6	10
• Schrägbankdrücken	6	10
• Wadenheben im Sitzen	6	20
• Bauchpressen	6	25

Dienstag: Brust und Rücken	Sätze	Wiederholungen
• Rudern am Kabelzug	4	10
• Bankdrücken	4	10
• Kurzhantel-Überzüge	4	15-20
• Schrägbankdrücken mit Kurzhanteln	4	12-15
• Langhantelrudern	4	12
• Fliegende Bewegungen	4	15

Mittwoch: Ganzkörpertraining	Sätze	Wiederholungen
• Nackendrücken	6	12
• Latziehen eng zur Brust	6	12
• Beinpressen	6	12
• Bankdrücken mit Kurzhanteln	6	12
• Trizepsdrücken am Kabel	6	12
• Langhantelcurls	6	12
• Beinheben an der Klimmzugstange	6	25
• Wadenheben im Stehen	6	20

Tab. 11 Bill Pearl – Volumentraining für ältere Athleten (2/3) [1,2,3]

Do.: Beine und Schultern	Sätze	Wiederholungen
• Beinstrecken	6	12
• Beincurls	6	12
• Beinpressen	6	12
• Kreuzheben	6	12
• Nackendrücken	6	12
• Seitheben	6	12
• Aufrechtes Rudern	6	12

Freitag: Ganzkörpertraining	Sätze	Wiederholungen
• Bankdrücken	6	15
• Beinstrecken	6	15
• Klimmzüge in den Nacken	6	15
• Dips	6	15
• Scottcurls	6	15
• Seitheben vorgebeugt	6	15
• Wadenheben auf einem Bein	6	20
• Bauchpressen mit Drehung	6	25

Samstag: Arme	Sätze	Wiederholungen
• Langhantelcurls	3	8-12
• Dips zwischen zwei Bänken	3	8-12
• Kurzhantelcurls auf der Schrägbank	3	8-12
• Trizepsdrücken am Kabel	3	8-12
• Scottcurls	3	8-12
• Enges Bankdrücken	3	8-12

Tab. 11 Bill Pearl – Volumentraining für ältere Athleten (3/3) [1,2,3]

Bill Pearls Volumentraining für Ältere verbindet ein Ganzkörpertraining an drei Tagen pro Woche mit einem Split-Programm für das Training einzelner Muskelgruppen an drei weiteren Tagen. Das Programm ist gekennzeichnet von einem extrem hohen Trainingsvolumen, dafür aber niedriger Intensität. Alle Sätze werden vor dem Muskelversagen beendet.

Für Dips zwischen zwei Bänken (Bankdips) werden zwei Trainingsbänke parallel aufgestellt. Man setzt sich quer auf eine Bank und legt die Fersen auf die andere Bank. Die Hände werden rechts und links vom Körper aufgestützt. Dann rutscht man mit dem Gesäß von der Bank, beugt die Arme und läßt so den Körper herab, bevor man sich mit den Armen wieder hochdrückt. Als Zusatzgewicht kann bei dieser Übung eine Hantelscheibe dienen, die im Schoß liegt.

*

KAPITEL 6

FREDDY ORTIZ »LITTLE BIG MAN«

Freddy Ortiz (geb. 1941) war der herausragende Bodybuilder der kleinen Größenklasse bei den Wettkämpfen der 1960er Jahre. Seine Teilnahme an Wettkämpfen beschränkte sich auch auf dieses Jahrzehnt. Dabei gewann er sowohl beim »Mr. America« als auch beim »Mr. Universum« seine Größenklasse (»Short Class«), aber nie den Gesamtsieg. Dass er dennoch ein außergewöhnlicher Bodybuilder war, zeigt sich aber darin, dass er in den 1960er Jahren mehr als ein Dutzend Mal auf dem Titelbild eines Bodybuilding-Magazins abgebildet war.

Freddy Ortiz verdankte seine Popularität vor allem der Tatsache, dass er trotz seiner geringen Körpergröße von nur rund 1,60 m größten Wert auf eine ausgewogene Muskelentwicklung legte. Um zu verhindern, dass seine relativ kurzen Beine zu massig wurden, schränkte er sein Beintraining von Zeit zu Zeit ein. Kniebeugen führte er nur während seiner ersten Trainingsjahre aus, später verzichtete er ganz darauf, auch weil er das Gefühl hatte, dass seine Wirbelsäule zu stark unter den schweren Gewichten litt, die er in der Kniebeuge bewältigen konnte. Er beschränkte sich beim Beintraining fortan auf Beinpressen, Beinstrecken, Beinbeugen und Wadenheben. Seine Aufmerksamkeit beim Training galt vor allem den Armen. Freddy Ortiz berichtet davon, dass er sich auf jedes Armtraining gefreut habe und seine Arme stets mit großer Leidenschaft und Hingabe trainiert habe. [1]

Zum Bodybuilding war Freddy Ortiz auf die gleiche Weise gekommen wie Arnold Schwarzenegger. Beide wurden inspiriert von Reg Park, dem großartigen britischen Bodybuilder. 1959 war Ortiz von Puerto Rico nach New York City gezogen. Dort sah er an einem Kiosk eine Zeitschrift mit Reg Park auf dem Cover. Er war auf Anhieb fasziniert von dem Anblick, kaufte das Blatt und beschloss, dass er sich ebenso viele Muskeln antrainieren wollte wie der dort abgebildete »Mr. Universum«.

So trat Freddy Ortiz umgehend einem Bodybuilding-Studio bei. Allerdings hatte er zu Anfang Mühe, dem Trainingsprogramm seines großen Vorbilds zu folgen, denn so kurz nach seiner Ankunft in Amerika war Freddy Ortiz der englischen Sprache noch nicht mächtig. Also suchte er sich selbst ein Trainingsprogramm. Wie die Übungen auszuführen waren, sah er auf den Bildern in den Zeitschriften. Was Wiederholungen, Splits usw. anbelangte, probierte er einfach alles aus und übernahm, was sich bewährte.

Freddy Ortiz unterteilte seine Trainingsprogramme in verschiedene Stadien. Anfängern riet er, von jeder Übung nur einen Satz auszuführen. Mit zunehmender Trainingserfahrung sollte dann nach und nach ein Satz von jeder Übung hinzugefügt werden, bis man bei drei Sätzen angelangt war. Athleten, die an nationalen oder internationalen Wettkämpfen teilnahmen, riet er zu fünf Sätzen pro Übung. Ortiz war selbst so vorgegangen und absolvierte bei seinem Armtrainingsprogramm, um das sich damals alle Zeitschriften rissen, fünf Sätze von je vier Übungen für Bizepse und Trizepse. In der Regel trainierte er an diesem Trainingstag nur die Arme und sonst keinen weiteren Körperteil, allerdings nutzte er oft Basisübungen zum Aufwärmen, z.B. Klimmzüge, um den Bizeps auf das Training vorzubereiten oder Nackendrükken, um den Trizeps aufzuwärmen.

Freddy Ortiz war sich bewusst, dass andere Athleten viel Zeit in ihr Bizepstraining investierten, aber die Trizepse vernachlässigten und dadurch nicht die gewünschte Armentwicklung erzielten. Er beging nicht den gleichen

---

Abb. 13 Freddy Ortiz präsentiert 1969 den Erfolg seines Armtrainings.

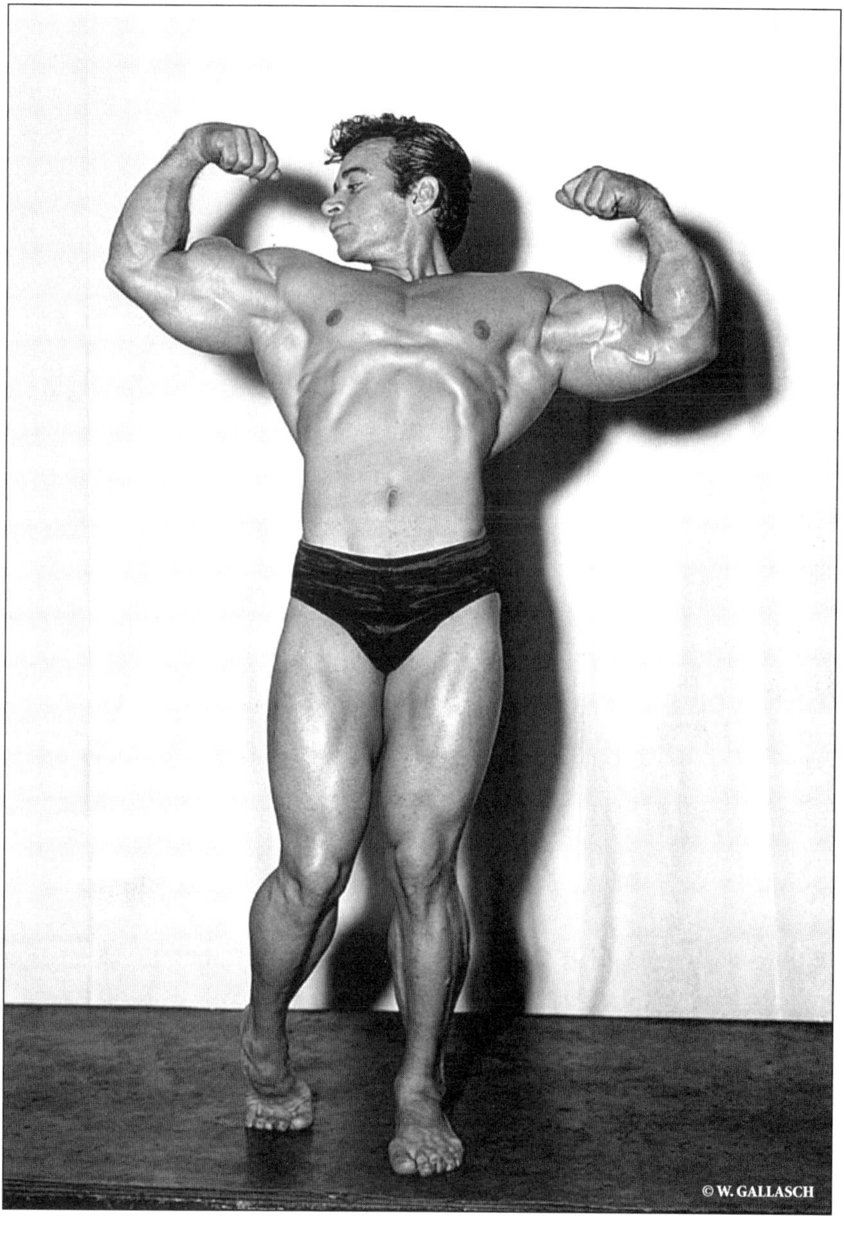
© W. GALLASCH

Fehler, sondern legte stets größten Wert darauf, das Trizepstraining mit mindestens dem gleichen Einsatz zu betreiben wie das Bizepstraining.

Tom Minichiello, der Besitzer des Mid-City Health Club in New York, wo Freddy Ortiz trainierte, beschrieb einmal seine unbedingte Hingabe beim Training: »Freddy ist ein Einzelgänger. Er hat seine ganz eigenen Vorstellungen davon, was sich für ihn bewährt und was nicht. Er trainiert allein, weil er nicht möchte, dass irgendetwas oder irgendjemand seine Konzentration stört. Er folgt seinem eigenen Trainingssystem, und er weiß genau, was er tut. Seine fabelhaften Erfolge sprechen für sich.« [5]

Sieben Jahre, nachdem er mit dem Training begonnen hatte, konnte Freddy Ortiz eine beeindruckende Muskulatur vorweisen. Nun war er es, der in den Magazinen abgebildet wurde und seine Trainingshinweise waren gefragt. Die Zeitschrift *Muscle Training Illustrated* schrieb 1966 über sein Training: »Folgte Freddy Ortiz einem speziellen Trainingssystem? Ja, dem ›Trainiere-immer-hart-System‹, dem ›Versuch-und-Irrtum-System‹ und dem ›Probiere-alles-einmal-aus-System.‹« [5]

Freddy Ortiz fand also das für ihn passende Trainingsprogramm, indem er vieles ausprobierte und anschließend bewertete, ob es ihm etwas gebracht hatte. Es gab jedoch einen Punkt, den Ortiz als ganz wichtig heraushob: »Eine Sache, die ich für absolut entscheidend halte, ist Konzentration. Wenn ich eine Übung ausführe, lege ich alles hinein, was ich habe. Ich schaue nicht umher, ich rede mit niemandem, ich denke nicht einmal an etwas anderes.« [3]

Zu dieser Konzentration auf die gerade auszuführende Übung gehörte es auch, dass Ortiz die Gewichte immer kontrolliert langsam bewegte, ohne Schwung, und stets auf die korrekte Technik achtete. Erst bei den letzten zwei oder drei Wiederholungen, wenn die Muskelermüdung bereits weit fortgeschritten war, lockerte er die Form etwas, um die letzten Wiederholungen noch komplett abschließen zu können.

Interessant ist in diesem Zusammenhang, dass Freddy Ortiz, der seine Trainingsprogramme nach der »Versuch-und-Irrtum-Methode« zusammenstellte, den gleichen Faktoren Bedeutung beimaß wie andere erfolgreiche Athleten, die sich an exakten Vorgaben orientierten: Beständigkeit und Konzentration beim Training, korrekte Übungsausführung, die Verwendung angemessener Gewichte und Abfälschungen nur bei den letzten Wiederholungen eines Satzes.

*

Tab. 12 Freddy Ortiz – Training für Anfänger [2,5]

Tag 1	Sätze	Wiederholungen
• Bankdrücken	1	10
• Fliegende Bewegung	1	10
• Schrägbankdrücken mit Kurzhanteln	1	10
• Überzüge	1	10
• Latziehen weit in den Nacken	1	10
• Latziehen mit engem Untergriff	1	10
• Rudern am Kabel	1	10

Tag 2	Sätze	Wiederholungen
• Kniebeugen	1	10
• Kreuzheben	1	10
• Beinstrecken	1	10
• Beincurls	1	10
• Wadenheben	1	10
• Langhantelcurls	1	10
• Kurzhantelcurls	1	10
• Trizepsdrücken am Kabel	1	10
• Einarmiges Trizepsdrücken hinter dem Kopf mit Kurzhantel	1	10

Freddy Ortiz' Trainingsprogramme sind typisch für die 1960er Jahre und beruhen auf der Formel 1x10 für Anfänger, 3x10 für leicht Fortgeschrittene und 5x10 für Fortgeschrittene. Trainiert wird beim Anfängerprogramm an zwei Tagen pro Woche, beim Programm für leicht Fortgeschrittene an drei Tagen und beim Fortgeschrittenenprogramm an fünf Tagen pro Woche. Alle Programme werden im Split ausgeführt, d.h. es werden jeden Tag andere Muskeln trainiert. Man beginnt also mit einem Satz pro Übung und steigert sich nach und nach auf fünf Sätze pro Übung.

Tab. 13 Freddy Ortiz – Training für leicht Fortgeschrittene [2,5]

Tag 1	Sätze	Wiederholungen
• Bankdrücken	3	10
• Fliegende Bewegung	3	10
• Schrägbankdrücken mit Kurzhanteln	3	10
• Überzüge	3	10
• Klimmzüge zur Brust	3	10
• Latziehen weit in den Nacken	3	10
• Rudern am Kabel	3	10

Tag 2	Sätze	Wiederholungen
• Nackendrücken	3	10
• Seitheben	3	10
• Aufrechtes Rudern	3	10
• Langhantelcurls	3	10
• Kurzhantelcurls	3	10
• Scottcurls	3	10
• Dips	3	10
• Enges Bankdrücken	3	10
• Trizepsdrücken am Kabel	3	10

Tag 3	Sätze	Wiederholungen
• Kniebeugen	3	10
• Kreuzheben	3	10
• Beinstrecken	3	10
• Beincurls	3	10
• Wadenheben	3	10

Tab. 14 Freddy Ortiz – Training für Fortgeschrittene (1/2) [2,5]

Tag 1	Sätze	Wiederholungen
• Bankdrücken	5	10
• Fliegende Bewegung	5	10
• Schrägbankdrücken mit Kurzhanteln	5	10
• Überzüge	5	10

Tag 2	Sätze	Wiederholungen
• Klimmzüge in den Nacken	5	10
• Klimmzüge zur Brust	5	10
• Latziehen weit in den Nacken	5	10
• Rudern am Kabel	5	10

Tag 3	Sätze	Wiederholungen
• Nackendrücken	5	10
• Seitheben	5	10
• Aufrechtes Rudern	5	10
• Schulterheben	5	10

Tag 4	Sätze	Wiederholungen
• Langhantelcurls	5	10
• Kurzhantelcurls	5	10
• Scottcurls	5	10
• Dips	5	10
• Enges Bankdrücken	5	10

Tab. 14 Freddy Ortiz – Training für Fortgeschrittene (2/2) [2,5]

Tag 5	Sätze	Wiederholungen
• Kniebeugen	5	10
• Kreuzheben	5	10
• Beinstrecken	5	10
• Beincurls	5	10
• Wadenheben	5	10

*

Tab. 15 Freddy Ortiz – Armtraining [3]

Übung	Sätze	Wiederholungen
• Langhantelcurls mit schulterweitem Griff	5	10
• Alternierende Kurzhantelcurls im Sitzen	5	10
• Langhantelcurls mit engem Griff	5	10
• Einarmige Kabelcurls	5	10
• Nackendrücken	5	10
• Dips	5	10
• Trizepsdrücken über Kopf	5	10
• Trizepsdrücken am Kabel	5	10
• Trizeps-Kickbacks am Kabel	5	10

Am vierten Tag seines Programms trainierte Freddy Ortiz ausschließlich die Arme. Dieses Alternativprogramm kann an Stelle des Armtrainings für Fortgeschrittene durchgeführt werden. Dabei führte er 20 Sätze für den Bizeps und 25 für den Trizeps aus. Freddy Ortiz führte alle Übungen, besonders die Armübungen, mit ganz sauberer Technik aus. Erst wenn er das Wiederholungsmaximum fast erreicht hatte, lockerte er die Technik etwas, um mit leichtem Abfälschen noch einige zusätzliche Wiederholungen zu ermöglichen.

*

KAPITEL 7

FRANK ZANE
SYMMETRISCHE MUSKELENTWICKLUNG

Der Amerikaner Frank Zane (geb. 28. Juni 1942) ist einer der erfolgreichsten Bodybuilder aller Zeiten und einer von nur drei Athleten, denen es jemals gelang, Arnold Schwarzenegger im Wettkampf zu besiegen. Frank Zane gewann alle wichtigen Titel (»Mr. America«, »Mr. World«, NABBA »Mr. Universum«, IFBB »Mr. Universum«) und den bedeutendsten sogar gleich dreimal hintereinander: Frank Zane war »Mr. Olympia« von 1977 bis 1979. Diese Erfolge sind allein schon beachtlich. Noch beeindruckender werden sie, wenn man bedenkt, dass Frank Zane bei seinen Wettkämpfen nur rund 84 kg wog und auch zwischen den Wettkämpfen kaum an Gewicht zulegte, ganz im Gegensatz zu seinen Konkurrenten, die z.T. einen halben Zentner schwerer waren und in der »Aufbauphase« oft noch mehr an Gewicht zulegten. Dennoch gelang es Zane, in seiner von 1968 bis 1983 dauernden Wettkampfkarriere eine Form zu entwickeln, die bis heute als unerreicht gilt.

Frank Zane hatte früh erkannt, dass er bei seinem Körperbau niemals so viel Muskelmasse aufbauen konnte wie andere Athleten. Also entwickelte er eine Strategie, die es ihm ermöglichen sollte, gegen weitaus schwerere und massigere Athleten zu bestehen. Grundlage dieser Strategie war eine ausgewogene, harmonische Muskelentwicklung sowie eine hervorragende Muskeldefinition. Während einige seiner Konkurrenten versuchten, ihre starken Körperteile weiter zu stärken, setzte Zane auf die entgegengesetzte Strategie:

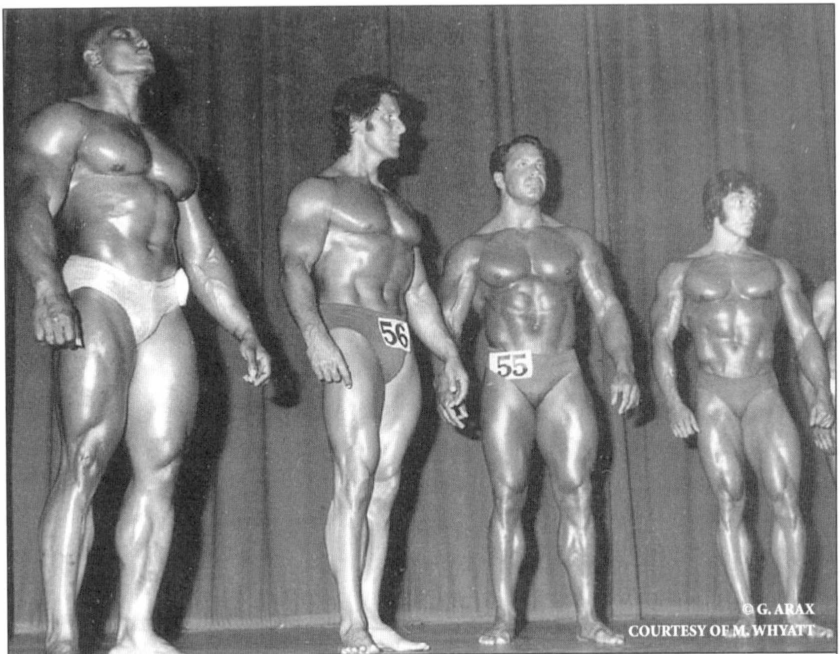

Abb. 14 »Mr. Universum« 1971: Neben Bill Pearl (2. v. r.), der den Sieg in der Größenklasse 1 und den Gesamtsieg davontrug, belegte Frank Zane (ganz rechts) den 1. Platz in der Größenklasse 2. Sergio Oliva (ganz links) wurde in der Größenklasse 1 Zweiter; Reg Park (2. v. l.) Dritter in dieser Klasse.

Er orientierte sich an dem, was bereits Steve Reeves harmonische Proportionen eingebracht hatte und konzentrierte sich jeweils auf seine schwächste Partie. Er versuchte, sie auf das Niveau der besser entwickelten Körperteile zu bringen, bei denen er sich dann im Training gegebenenfalls zurückhielt.

Eine weitere Maßnahme bestand darin, auch kleinere und vermeintlich weniger wichtige Muskeln bestmöglich zu entwickeln. Dazu gehörten neben den Bauchmuskeln vor allem der M. serratus, auch Sägezahnmuskel genannt, sowie Waden, Nacken und Unterarme. Wann immer nötig, trainierte Zane auch diese Muskeln. Dies geschah nicht immer mit speziellen Isolationsübungen, sondern häufig auch anhand von Verbundübungen, welche die jeweilige Muskulatur in der gewünschten Weise mitbeanspruchen, wie z.B. Kurzhantel-Überzüge oder Klimmzüge mit engem Griff für den M. serratus, Langhantelcurls mit Obergriff für die Unterarme und Schulterheben für den Nacken.

Was die Symmetrie anbelangte, versuchte Zane sogar Steve Reeves, der bis dahin als Vorbild für perfekte Proportionen galt, zu übertreffen. Während Reeves vor allem darauf achtete, dass sein Hals, seine Arme und seine Waden den gleichen Umfang hatten, befand Zane das nicht für ausreichend: »...nach meiner Ansicht gehört zu Proportionen mehr als das, denn es muss der gesamte Körper berücksichtigt werden. Die Oberschenkel dürfen im Vergleich zu den Waden nicht zu groß sein, die Bizepsentwicklung muss der Trizepsentwicklung entsprechen, der Oberkörper darf den Unterkörper nicht in den Schatten stellen, die Oberarme müssen das richtige Verhältnis zu den Unterarmen haben, der Trapezmuskel darf nicht zu groß für den Latissimus sein, die Brustmuskeln dürfen nicht so massiv sein, dass die Deltamuskeln zu klein wirken, der Nacken darf nicht so stark sein, dass die Schultern und der Oberkörper schmal aussehen, die Taille sollte schmal genug sein, um die V-Form des Rumpfes und die Entwicklung der Beine zu unterstreichen. Nehmen Sie all das zusammen, so dass kein Körperteil auf Kosten der anderen ins Auge fällt, und Sie haben perfekte Proportionen, eine Qualität, um die ich mich während meiner ganzen aktiven Laufbahn im Bodybuilding bemüht habe.« [8]

Wenn ein Bereich »hinterherhinkte«, z.B. seine Rückenmuskulatur, trainierte er diesen Bereich während der Phase der Wettkampfvorbereitung über die Trainingswoche verteilt aus allen möglichen Winkeln mit einer Vielzahl von Übungen. Waren die Wettkämpfe vorbei, ging er dabei anders vor: »Außerhalb der Wettkampfsaison konzentriere ich mich hauptsächlich auf meine schwächeren Bereiche. Ich trainiere den Rest des Körpers dann vorübergehend kaum bis gar nicht und arbeite nur an meinen Schwachpunkten. (...) Wenn ich dann wieder richtig anfange zu trainieren, haben sich die schwachen Körperteile verbessert oder sind zumindest gleich geblieben. Die starken Körperteile sind dann etwas schwächer geworden, aber wenn ich dann wieder den kompletten Körper trainiere, verbessern sich alle Körperteile harmonischer. Das ist mein Konzept, wie man die Zeit außerhalb des Wettkampftrainings nutzen sollte.« [1] Ein bemerkenswerter Ansatz, der dem Grundgedanken des Bodybuildings im Sinne von »Körperformung« entspricht. Das bedeutet natürlich, dass eventuell eine Zeit lang auf so beliebte Übungen wie Bankdrücken oder Bizepscurls verzichtet werden muss, wenn diese Muskeln zu dominant geworden sind. Und der Gedanke, dass vielleicht etliche Wochen die Beine nicht trainiert werden und an Umfang verlieren könnten, wird vermutlich manchem Bodybuilder schlaflose Nächte bereiten.

Anders als viele seiner damaligen Konkurrenten, die zuerst versuchten, soviel Masse wie möglich aufzubauen und dann später, meist erst unmittelbar vor einem Wettkampf, auf Definition trainierten, achtete Frank Zane bereits während der ersten Trainingsjahre auf seinen Körperfettgehalt. So gelang es ihm, bereits beim »Mr. Universum« 1968 den gut 25 kg schwereren, aber weniger definierten Arnold Schwarzenegger zu schlagen. Dass Frank Zane bei seinen Wettkämpfen immer gut austrainiert und bestens definiert antrat, obwohl er nur selten aerobes Training absolvierte (»...ich habe nie viel Ausdauer trainiert, vielleicht zwei Stunden in der Woche...« [2]), lag vor allem daran, dass er seine Ernährung streng kontrollierte und so das ganze Jahr über dicht an seinem Wettkampfgewicht blieb.

Im Gegensatz zu anderen Bodybuildern legte er keine »Aufbauphase« ein, in der er sich gestattete, deutlich an Gewicht und Körperfett zuzunehmen. Stattdessen hielt er sein Körpergewicht zwischen 83 und 90 kg. Das hatte den Vorteil, dass er bereits lange vor dem jeweiligen Wettbewerb sein Wettkampfgewicht erreicht hatte und nicht erst kurz vorher stark abnehmen musste. Dadurch vermied er es, am Wettkampftag ausgezehrt und kraftlos zu wirken.

Ein weiterer wichtiger Aspekt von Frank Zanes Training ist die Periodisierung. Im Gegensatz zu den meisten seiner Konkurrenten trainierte Zane

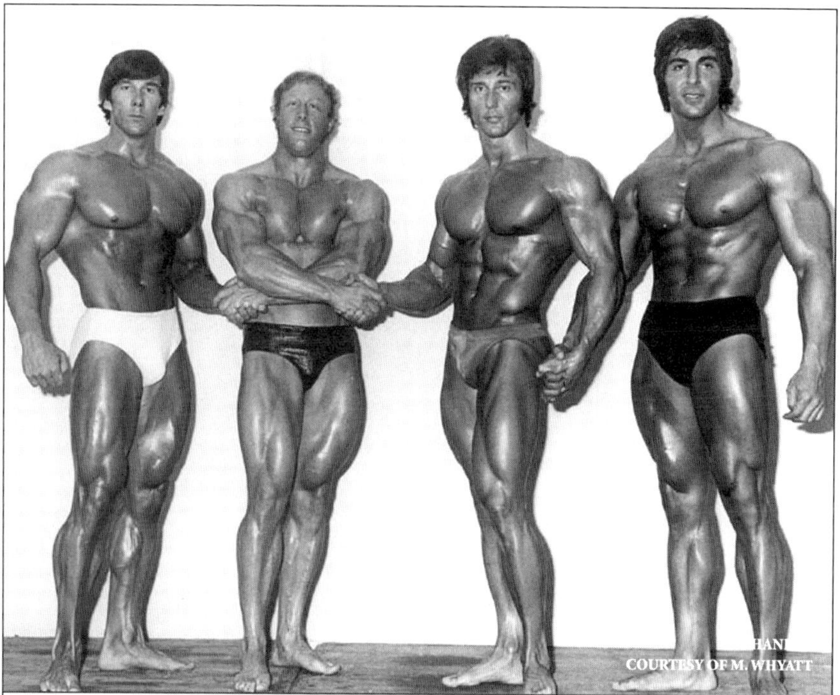

Abb. 15 Frank Zane aus den USA (3. v. l.) schlägt beim Mr. »Universum« 1972 seinen Landsmann Boyer Coe (1. v. l.) und Tony Emmott aus Großbritannien (2. v. l.). Rechts neben Zane der Sieger der Größenklasse 1 der Amateure, Denis Tinnerino aus den USA.

nicht das ganze Jahr über nach einem weitgehend unveränderten Trainingsplan. Während es damals üblich war, nur geringfügige Veränderungen im Training vorzunehmen, z.B. Masseübungen wie Bankdrücken in der Aufbauphase zu absolvieren und vor Wettkämpfen dann verstärkt auf Isolationsübungen zurückzugreifen, um die Definition zu verbessern, ging Frank Zane noch viel weiter. Er wandte ähnliche Periodisierungsstrategien an wie Arnold Schwarzenegger, d.h. er variierte nicht nur, wann ein Muskel innerhalb des Programms trainiert wird und mit welchem anderen Muskel zusammen, sondern er veränderte im Verlauf des Trainingsjahres auch die Intensität, die Satzzahlen, die Reihenfolge der Übungen, und sogar die Anzahl der Trainingstage pro Woche.

Nach Wettkämpfen wie dem »Mr. Olympia«, der meist im September oder Oktober stattfand, legte Frank Zane eine kurze Pause von ein bis zwei Wochen ein, in der er überhaupt nicht trainierte, sondern sich zunächst einmal grundlegend von den Strapazen der zurückliegenden Saison erholte, bevor er wieder neu mit dem Training begann: »Die Zeit außerhalb meiner normalen Trainingsphasen sind für mich die Monate November und Dezember. Zu dieser Zeit habe ich keine besonderen Trainingsziele. Ich gehe dann etwa ein- bis zweimal pro Woche zum Training. Während dieser Zeit nehme ich niemals schwere Gewichte, vielleicht höchstens 60 % dessen, was ich nehmen könnte. Ich trainiere ausschließlich aus Spaß am Sport und um mich aufzupumpen; das ist alles. Ich trainiere ohne lange Pausen zwischen den Sätzen und schaffe auf diese Weise soviel wie ich kann. Ich mache dann acht bis zehn Sätze pro Körperteil. Meine Wiederholungen liegen ungefähr bei zehn, acht und sieben und ich mache drei Sätze pro Übung. In dieser Phase ist alles recht locker. Ich versuche, mein Training in diesen Phasen ganz unstrukturiert zu lassen.« [1]

»Die Vorbereitung auf den »Mr. Olympia« beginnt dann im Januar. Damit habe ich neun Monate zur Vorbereitung. Ich bin zu Anfang ziemlich leicht, wiege um die 180 Pfund. Nach und nach, im Laufe der Monate, nehme ich dann zu bis auf ungefähr 200 Pfund einen Monat vor dem Wettkampf. Während des letzten Monats, wenn ich auf Muskulosität und Definition trainiere, verliere ich dann etwa vier bis fünf Pfund.« [1]

Frank Zane gilt als der Inbegriff des »symmetrischen« Bodybuilders mit idealen Proportionen: »Wenn man den Namen Frank Zane ausspricht, hat man eine Metapher für das Wort ›Symmetrie‹. Zane selbst findet den Begriff nicht so treffend: ›Im Bodybuilding steht der Begriff Symmetrie für etwas, das eigentlich gar nicht Symmetrie bedeutet. Symmetrie ist ein Spiegelbild der jeweils anderen Hälfte. Wenn Menschen bilateral symmetrisch sind, heißt das, dass man ein Abbild der einen Seite nehmen und es auf die andere Seite legen kann und die Linien dann perfekt übereinander liegen.‹« [8]

»›Natürlich hat in Wirklichkeit niemand diese Perfektion, und ich schon gar nicht. Aber das ist es eigentlich gar nicht, was Bodybuilder meinen, wenn sie von Symmetrie sprechen. Was sie wirklich meinen, sind Proportionen, also das gleiche Verhältnis verschiedener Quotienten zueinander. Wenn man alle Körperteile misst, erhält man eine mathematische Beziehung zwischen der Größe der Körperteile. Wenn die Oberschenkel zu groß sind für die Waden, wäre ihr Umfang zu groß und würde die Proportionen zerstören. Also sind es eigentlich gute Proportionen, die ich habe, und ich habe sie, weil ich mein Leben lang an ihnen gearbeitet habe.‹« [8]

Um diese Proportionen, an denen er so hart gearbeitet hatte, ins rechte Licht zu rücken und gleichzeitig möglichst »symmetrisch« zu wirken, entwickelte Frank Zane eine spezielle Art zu posen. »Symmetrisch« wirkte er vor allem dadurch, dass er Posen vermied, in denen seine Proportionen unvorteilhaft erscheinen konnten. Das Titelbild dieses Buches ist ein gutes Beispiel für eine Variation der Doppelbizeps-Pose von vorn, wie Frank Zane sie ausführte: Er stellte die Hüfte leicht schräg, streckte ein Bein weiter aus als das andere, drehte sich leicht in der Taille und hob nie beide Arme auf eine Linie, sondern stets einen Arm höher als den anderen. Damit hat der Betrachter keine Möglichkeit, beide Arme direkt miteinander zu vergleichen. Eine schlaue Strategie, denn bei keinem Menschen – auch nicht beim besten Bodybuilder aller Zeiten – sind der rechte und der linke Arm exakt gleich entwickelt! Bei der »Most-Muscular«-Pose verfuhr er ähnlich, indem er die Handflächen an die Außenseite der Oberschenkel presste und den gesamten Körper dann anspannte.

Diese Art des überlegten Posings gilt bis heute als der Beginn einer neuen, ästhetischen Ära im professionellen Bodybuilding. Zusammen mit klassischer Musik und fließenden Übergängen von einer Pose zur nächsten sind so einige der bemerkenswertesten und ästhetisch vollauf überzeugenden Auftritte der Bodybuildinggeschichte entstanden. Der Amerikaner Ed Corney galt lange Zeit als bester Vertreter dieser Art des künstlerischen Posings. Doch neben Frank Zane sind auch Arnold Schwarzenegger, Serge Nubret und einigen anderen damals Bühnenauftritte gelungen, die in den Augen vieler Fans seither nicht mehr erreicht wurden. Vielleicht war der Sport nie näher am klassischen Ideal als zu dieser Zeit.

Ein weiterer Aspekt, in dem sich Frank Zane von seinen Konkurrenten unterschied, war seine Einschätzung, dass man nicht den ganzen Tag mit Training, Essen, Sonnen und Regenerieren verbringen muss, um ein erfolgreicher Bodybuilder zu sein. Während die meisten anderen Spitzenbodybuilder, gegen die Zane antrat, ihr Geld durch Wettkämpfe, Gastauftritte und Werbung verdienten oder als Trainer arbeiteten, d.h. außer dem Bodybuilding keiner weiteren Arbeit nachgingen, verdiente Zane sein Geld mit einem Beruf, der nichts damit zu tun hatte. Bereits vor seinem ersten Sieg beim »Mr. America« arbeitete Frank Zane als Lehrer für Mathematik und Chemie und führte diese berufliche Tätigkeit noch insgesamt 13 Jahre lang aus.

Im Laufe der Zeit war er an verschiedenen Schulen tätig, an denen er jeweils Arbeitsgemeinschaften für Krafttraining einrichtete. Mitunter verzichtete er sogar auf das Training im Gold's Gym und trainierte stattdessen im Kraftraum seiner Schule. Nebenher war er noch an der Universität eingeschrieben und besuchte Vorlesungen, so oft es ging. 1977, im selben Jahr, als er zum ersten Mal den »Mr. Olympia« gewann, machte er seinen Bachelor-Abschluss in Psychologie, dem er einige Jahre später den Master folgen ließ.

Der Vollzeit-Job neben dem Bodybuilding diente Zane zunächst als Broterwerb. Später allerdings betrachtete Zane es als Vorteil, sich permanent auch mit anderen Dingen im Leben zu beschäftigen, die mit dem Sport nichts zu tun hatten. Er versuchte sich auch auf diesen Gebieten ständig zu verbessern und entwickelte einen »Drang zum lebenslangen Lernen«, wie er es ausdrückte. Dieses Bestreben, sich ständig weiterzubilden und zu verbessern, bezog er natürlich auch auf sein Training. Ständig probierte er Neues aus, überprüfte es dahingehend, ob es sich für ihn auszahlte und er es zu einem Bestandteil seines Trainings machen sollte oder nicht.

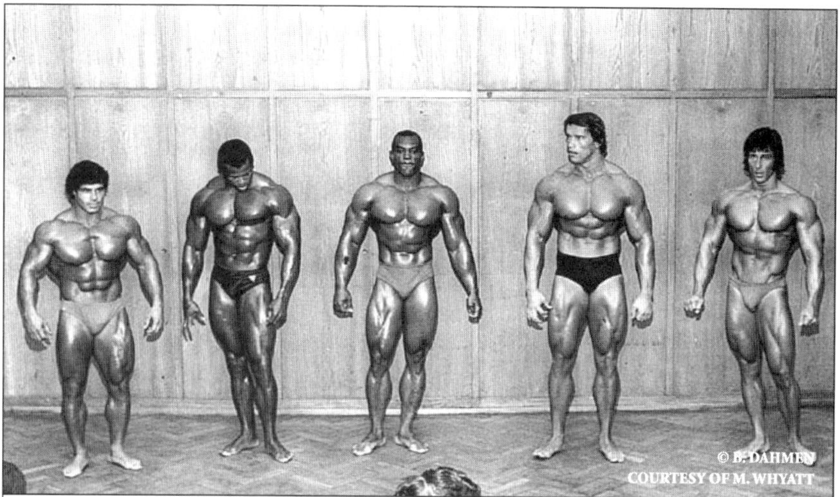

Abb. 16 Dieses Foto, vermutlich entstanden 1972 beim »Mr. Olympia« in Essen in Deutschland, zeigt fünf der besten Bodybuilder aller Zeiten (v. l.): Franco Columbo, Trainingspartner und enger Freund von Arnold Schwarzenegger; Serge Nubret, gefeierter Filmschauspieler in Frankreich; Sergio Oliva, ehemaliger kubanische Gewichtheber, der sich den Traum einer Sportkarriere erfüllte; Arnold Schwarzenegger, der das Bodybuilding in den kommenden Jahren dominieren sollte und Frank Zane, der sich dank ausgewogener Proportionen auch gegen massivere Athleten durchsetzen konnte. Diese Männer fochten den »Mr. Olympia« 13 Jahre lang unter sich aus: Zwischen 1967 und 1981 gab es keine anderen Sieger als Sergio Oliva (1967-1969), Arnold Schwarzenegger (1970-1975 und 1980), Franco Columbo (1976 und 1981) sowie Frank Zane (1977-1979).

Eine solche Änderung bestand z.B. darin, eine Zeit lang die Überkopfübungen wie Nackendrücken, Frontpressen und Frontheben im Stehen auszuführen. Ihm war aufgefallen, dass seine Bauch- und Zwischenrippenmuskulatur bei diesen Übungen ebenfalls beansprucht wurden, weil sie den Oberkörper dabei stärker stabilisieren mussten als wenn diese Übungen im Sitzen, mit dem Rücken an einer Lehne, ausgeführt werden.

1977 entschied sich Frank Zane dafür, das Einsatz-Training auszuprobieren. Er stellte sich einen Plan mit verschiedenen Übungen zusammen, von denen er jeweils nur einen Satz bis zum Wiederholungsmaximum ausführte. [1] Diese Art von Training war offensichtlich erfolgreich, denn im selben Jahr gewann Frank Zane zum ersten Mal den »Mr. Olympia«. Ein angenehmer Nebeneffekt des Einsatztrainings war die Zeitersparnis im Vergleich zum Volumentraining. Das kam Zane entgegen, da in diesem Jahr auch seine Abschlussprüfung in Psychologie anstand, deren Vorbereitung ebenfalls viel Zeit benötigte. Auf diese Weise gelang es ihm, im gleichen Jahr einen Universitätsabschluss zu erhalten und »Mr. Olympia« zu werden, wozu er die besten Bodybuilder der Welt im Wettkampf besiegen musste.

Trotz des Erfolgs mit dem Einsatztraining entschied sich Frank Zane später dafür, zum Volumentraining zurückzukehren, weil er auf Dauer lieber mit geringerer Intensität und mehreren Sätzen arbeitete. Auch mit dieser Trainingsform war Frank Zane erfolgreich und gewann den »Mr. Olympia« auch in den folgenden beiden Jahren. Erst 1980 wurde er wieder geschlagen, und zwar von Arnold Schwarzenegger, der in diesem Jahr ein Comeback beim »Mr. Olympia« hatte. Frank Zane verlor also gegen jenen Mann, den er zwölf Jahre zuvor beim »Mr. Universum« noch überraschend besiegt hatte und mit dem ihn eine lange Freundschaft verband.

Obwohl er mehrere Jahre lang der beste Bodybuilder der Welt war, hat Frank Zane das Bodybuilding nie primär als Einnahmequelle betrachtet, sondern als ein Hobby; etwas, das er gerne tat und noch immer tut. Wie sehr die Freude am Training für ihn und seine Trainingspartner damals im Vordergrund stand, beschreibt ein Beitrag in *Muscle & Fitness*, der sich auf die Jahre 1968-1969 und auf Zanes Sieg gegen Arnold Schwarzenegger bezieht: »...Zane brachte Schwarzenegger an jenem Tag eine seiner seltenen Niederlagen bei, aber es gab keine Probleme zwischen diesen beiden Gleichgesinnten. Zane schlief sogar in Schwarzeneggers Gästebett, als Joe Weider ihm seinen Kindheitstraum erfüllte und ihn für zwei Wochen nach Muscle Beach holte, um Fotoaufnahmen zu machen. Zane war begeistert, kündigte zu Hause seinen

Job als Lehrer, zwängte all seine Habe in sein Auto und fuhr nach Kalifornien, im Sommer 1969, diesmal um zu bleiben. ›Wir waren enge Freunde...‹, beschreibt Zane die Kameradschaft. ›...ich hatte nicht erwartet, Arnold schlagen zu können, aber darum ging es auch gar nicht. Uns ging es ums Training. Die Wettkämpfe waren nur ein Anlass, uns in Topform zu bringen. Es gab kein Geld dafür und ich musste mir wieder einen Job als Lehrer suchen, um meinen Lebensunterhalt zu verdienen.‹« [3]

*

Tab. 16 Frank Zane – Bodybuilding/Powerlifting-Programm [1,4,5,6]

Montag	Sätze	Wiederholungen
• Kniebeugen	5	15/12/10/8/5
• Bankdrücken	5	15/12/10/8/5
• Kreuzheben	5	15/12/10/8/5
• Bauchübungen	5	20-30
• Hyperextensionen	5	10-20

Mittwoch	Sätze	Wiederholungen
• Rudern vorgebeugt	3	12/10/8
• Nackendrücken	3	12/10/8
• Langhantelcurls	3	12/10/8
• Dips	3	12/10/8
• Seitheben	3	12/10/8
• Beinstrecken	3	12/10/8
• Beincurls	3	12/10/8
• Wadenheben	3	12/10/8

Freitag	Sätze	Wiederholungen
• Frontkniebeugen	5	15/12/10/8/5
• Schrägbankdrücken	5	15/12/10/8/5
• Klimmzüge mit Zusatzgewicht bei den schweren Sätzen	5	15/12/10/8/5
• Bauchübungen	5	20-30
im Supersatz mit		
• Hyperextensionen	5	10-20

Als er mit dem Training begann, orientierte sich Frank Zane nicht nur an den Programmen für Bodybuilder, sondern auch an denen der Powerlifter. Er beschränkte sich auf die Grundübungen und versuchte, kontinuierlich das Gewicht zu erhöhen. Das Ergebnis war eine Art Pyramidentraining: Er begann mit relativ leichten Gewichten und 15 Wiederholungen, dann steigerte er das Gewicht, bis er nur noch fünf Wiederholungen schaffte.

Tab. 17 Frank Zane – Spezialisierungsprogramm »Rücken« (1/3) [5,6]

Montag: Rücken und Brust	Sätze	Wiederholungen
• Klimmzüge	5	15/15/12/10/8
• Rudern sitzend	5	15/15/12/10/8
• Latziehen mit engem Untergriff	5	15/15/12/10/8
• Langhantelrudern vorgebeugt	5	15/15/12/10/8
• Hyperextensionen	5	15/15/12/10/8
• Bankdrücken	5	15/15/12/10/8
• Fliegende Bewegungen	3	15-20
• Schrägbankdrücken mit Kurzhanteln	3	12-15
• Bauchübungen	5	20-25

Dienstag: Beine, Bizeps und Rücken		Wiederholungen
• Kniebeuge	5	15/15/12/10/8
• Beinstrecken	3	15
• Beincurls	3	15
• Wadenheben	3	15
• Kreuzheben	5	15/15/12/10/8
• Latziehen breit zum Nacken	5	15/15/12/10/8
• Überzüge mit gestreckten Armen	5	15/15/12/10/8
• Langhantelcurls	3-4	10-15
• Kurzhantelcurls	3-4	10-15
• Konzentrationscurls	3-4	12-15

Mittwoch: Schultern, Trizeps und Rücken/Wiederholungen		
• Nackendrücken	5	15/15/12/10/8
• Seitheben	5	15/15/12/10/8

Tab. 17 Frank Zane – Spezialisierungsprogramm »Rücken« (2/3) [5,6]

• Dips	5	8-15
• Trizepsdrücken am Kabel	5	15/15/12/10/8
• Klimmzüge weit zum Nacken	5	10
• Klimmzüge mit engem Untergriff	5	6-10
• Bauchübungen	5	20-25

Donnerstag: Brust und Beine	Sätze	Wiederholungen
• Schrägbankdrücken	5	15/15/12/10/8
• Fliegende Bewegungen auf der Schrägbank	5	15/15/12/12/12
• Schrägbankdrücken mit Kurzhanteln	5	15/15/12/10/8
• Frontkniebeuge	5	20/15/15/12/10
• Beinstrecken	5	15/15/12/10/8
• Beincurls	5	15/15/12/10/8
• Wadenheben	5	20-25

Freitag: Rücken und Bizeps	Sätze	Wiederholungen
• Klimmzüge	5	15/15/12/10/8
• Rudern sitzend	5	15/15/12/10/8
• Latziehen mit engem Untergriff	5	15/15/12/10/8
• Langhantelrudern vorgebeugt	5	15/15/12/10/8
• Kurzhantelcurls	5	15/15/12/10/8
• Scottcurls	5	15/15/12/10/8
• Hammercurls	5	15/15/12/10/8
• Bauchübungen	5	20-25

Tab. 17 Frank Zane – Spezialisierungsprogramm »Rücken« (3/3) [5,6]

Samstag: Schultern, Trizeps und Rücken		Wiederholungen
• Seitheben vorgebeugt	3-4	15-20
• Frontpressen	3-4	12-15
• Seitheben	3-4	12-15
• Trizepsdrücken mit der Langhantel im Liegen	3-4	8-12
• Bankdips	3-4	15-20
• Kickbacks	3-4	15-20
• Rudern am Kabelzug	5	12-15
• Einarmiges Rudern mit der Kurzhantel	5	12-15
• Kurzhantel-Überzüge	5	15-20
• Latziehen in den Nacken	5	12-15
• Bauchübungen	3-4	20-25

Wenn Frank Zane fand, dass eine Muskelpartie im Vergleich zu den anderen noch nicht weit genug entwickelt war, entwarf er ein »Spezialisierungsprogramm« dafür. Bei einem solchen Programm wird eine Muskelgruppe über einen Zeitraum von ein bis zwei Wochen an beinahe jedem Trainingstag, dafür aber mit unterschiedlichen Übungen gefordert. Hier ein Zane-Spezialisierungsprogramm für die Rückenmuskulatur.

Bei diesem Programm verwendete Frank Zane meist in allen Sätzen einer Übung das gleiche Gewicht. Nach dem Aufwärmen war daher der erste Satz in der Regel auch der Satz mit der höchsten Wiederholungszahl. Mit fortschreitender Ermüdung nimmt die Wiederholungszahl dann in jedem Satz leicht ab.

*

Tab. 18 Frank Zane – »Mr. Universum«-Training 1967 (1/4) [4,5]

Montag: Brust, Rücken, Schultern		Wiederholungen
• Bankdrücken	5	6-8
• Schrägbankdrücken mit Kurzhanteln	5	6-8
• Fliegende Bewegungen auf der Flachbank	5	6-8
• Rudern vorgebeugt	5	10
• Klimmzüge mit weitem Griff zur Brust	5	10
• Klimmzüge mit engem Untergriff zur Brust	5	10
• Nackendrücken	5	6-8
• Seitheben	5	6-8
• Nackendrücken mit Kurzhanteln im Sitzen	5	6-8

Dienstag: Beine, Arme, Bauch	Sätze	Wiederholungen
• Kniebeugen	5	6-10
• Beinstrecken	5	15
• Beincurls	5	10
• Wadenheben mit wechselnden Fußstellungen	15	15
• Trizepsdrücken am Kabel	5	8-10
• Trizepsdrücken im Liegen mit der Langhantel	5	8-10
• Kickbacks	5	8-10
• Kurzhantelcurls auf der Schrägbank	5	6-8
• Scottcurls mit der SZ-Hantel	5	6-8

Tab. 18 Frank Zane – »Mr. Universum«-Training 1967 (2/4) [4,5]

• Beinheben an der Klimmzugstange mit Hantel zwischen den Füßen	3	50
• Situps	3	50

Mittwoch: Brust, Rücken, Schultern		**Wiederholungen**
• Schrägbankdrücken	5	6-8
• Bankdrücken mit Kurzhanteln	5	6-8
• Fliegende Bewegungen auf der Schrägbank	5	6-8
• Rudern vorgebeugt	5	10
• Klimmzüge mit weitem Griff zum Nacken	5	10
• Klimmzüge mit engem Obergriff zur Brust	5	10
• Frontpressen	5	6-8
• Seitheben	5	6-8
• Nackendrücken mit Kurzhanteln im Stehen	5	6-8

Donnerstag: Beine, Arme, Bauch		**Wiederholungen**
• Frontkniebeugen	5	6-10
• Beinstrecken	5	15
• Beincurls	5	10
• Wadenheben mit wechselnden Fußstellungen	15	15
• Kurzhantelcurls im Stehen	5	6-8
• Scottcurls mit der SZ-Hantel	5	6-8

Tab. 18 Frank Zane – »Mr. Universum«-Training 1967 (3/4) [4,5]

• Trizepsdrücken am Kabel	5	8-10
• Trizepsdrücken im Liegen mit der Langhantel	5	8-10
• Kickbacks	5	8-10
• Beinheben an der Klimmzugstange mit Hantel zwischen den Füßen	3	50
• Situps	3	50

Freitag: Brust, Rücken, Schultern		**Wiederholungen**
• Bankdrücken	5	6-8
• Fliegende Bewegungen auf der Flachbank	5	6-8
• Schrägbankdrücken mit Kurzhanteln	5	6-8
• Rudern vorgebeugt	5	10
• Klimmzüge mit weitem Griff zur Brust	5	10
• Klimmzüge mit engem Untergriff zur Brust	5	10
• Nackendrücken	5	6-8
• Nackendrücken mit Kurzhanteln im Sitzen	5	6-8
• Seitheben	5	6-8

Samstag: Beine, Arme, Bauch	**Sätze**	**Wiederholungen**
• Wadenheben mit wechselnden Fußstellungen	5	15

Tab. 18 Frank Zane – »Mr. Universum«-Training 1967 (4/4) [4,5]

• Kniebeugen	5	6-10
• Beinstrecken	5	15
• Beincurls	5	10
• Trizepsdrücken am Kabel	5	8-10
• Trizepsdrücken im Liegen mit der Langhantel	5	8-10
• Kickbacks	5	8-10
• Langhantelcurls	5	6-8
• Scottcurls mit der SZ-Hantel	5	6-8
• Beinheben an der Klimmzugstange mit Hantel zwischen den Füßen	3	50
• Situps	3	50

Bei seinem »Mr. Universum«-Programm 1967 versuchte Frank Zane, die Gewichte von Satz zu Satz leicht zu steigern. Wenn er im ersten Satz z.B. acht oder mehr Wiederholungen schaffte, legte er für den zweiten Satz geringfügig mehr Gewicht auf und versuchte dann auf mindestens sechs bis sieben Wiederholungen zu kommen. Wenn nur gerade eben sechs Wiederholungen (oder gar weniger) möglich waren, wurde das Gewicht für den nächsten Satz entsprechend reduziert.

Im Gegensatz zu vielen anderen Bodybuildern seiner Zeit veränderte Frank Zane die Gewichte von Satz zu Satz mitunter nur um wenige hundert Gramm. Dies kann als kluge Intensitätsmethode interpretiert werden: Die Psyche stellt sich auf weniger Gewicht ein, während die Belastung für den trainierten Muskel nur unwesentlich geringer ausfällt.

*

Tab. 19 Frank Zane – Einsatz-Training für »Mr. Olympia« 1977 (1/4) [6]

Montag	**Sätze**	**Wiederholungen**
Am Morgen: Beine		
• Kniebeugen	1	10-15
• Beinpressen	1	10-15
• Beinstrecken	1	12-15
• Beincurls	1	12-15
• Wadenheben im Stehen	1	15-20
• Wadenheben in der Beinpresse	1	15-20
Nachmittag: Schultern, Bizeps, Unterarme, Bauch		
• Nackendrücken	1	10
• Seitheben	1	12-15
• Abwechselndes Frontheben mit Kurzhanteln	1	12-15
• Langhantelcurls	1	12
• Scottcurls	1	10-12
• Hammercurls	1	10-12
• Langhantelcurls mit Obergriff	1	12-15
• Beinheben mit Zusatzgewicht	1	20-25
• Situps mit Zusatzgewicht	1	20-25

Dienstag	**Sätze**	**Wiederholungen**
Am Morgen: Rücken		
• Klimmzüge in den Nacken	1	10-12
• Klimmzüge mit engem Untergriff zur Brust	1	10-12
• Rudern vorgebeugt	1	8-12
• Überzüge mit der Kurzhantel	1	12-15

Tab. 19 Frank Zane – Einsatz-Training für »Mr. Olympia« 1977 (2/4) [6]

• Einarmiges Rudern mit der Kurzhantel	1	15
Nachmittag: Brust, Trizeps, Bauch		
• Bankdrücken	1	10
• Fliegende Bewegungen auf der Flachbank	1	12-15
• Schrägbankdrücken mit Kurzhanteln	1	10
• Fliegende Bewegungen auf der Schrägbank	1	12-15
• Dips	1	10-12
• Enges Bankdrücken	1	15
• Trizepsdrücken am Kabel	1	10-12
• Beinheben mit Zusatzgewicht	1	20-25
• Situps mit Zusatzgewicht	1	20-25

Mittwoch	**Sätze**	**Wiederholungen**
Am Morgen: Beine		
• Kniebeugen	1	10-15
• Frontkniebeuge	1	10-15
• Beinstrecken	1	12-15
• Beincurls	1	12-15
• Wadenheben im Stehen	1	15-20
• Wadenheben in der Beinpresse	1	15-20

Nachmittag: kein Training

Tab. 19 Frank Zane – Einsatz-Training für »Mr. Olympia« 1977 (3/4) [6]

Donnerstag	Sätze	Wiederholungen
Am Morgen: Rücken		
• Klimmzüge in den Nacken	1	10-12
• Klimmzüge mit engem Untergriff zur Brust	1	10-12
• Rudern vorgebeugt	1	8-12
• Überzüge mit der Kurzhantel	1	12-15
• Einarmiges Rudern mit der Kurzhantel	1	15
Nachmittag: Schultern, Bizeps, Unterarme, Bauch		
• Nackendrücken	1	10
• Seitheben	1	12-15
• Abwechselndes Frontheben mit Kurzhanteln	1	12-15
• Kurzhantelcurls	1	12
• Scottcurls	1	10-12
• Hammercurls	1	10-12
• Langhantelcurls mit Obergriff an der Scottbank	1	12-15
• Beinheben mit Zusatzgewicht	1	20-25
• Situps mit Zusatzgewicht	1	20-25

Freitag	Sätze	Wiederholungen
Am Morgen: Beine		
• Kniebeugen	1	10-15
• Beinpressen	1	10-15
• Beinstrecken	1	12-15
• Beincurls	1	12-15

Tab. 19 Frank Zane – Einsatz-Training für »Mr. Olympia« 1977 (4/4) [6]

• Wadenheben im Stehen	1	15-20
• Wadenheben in der Beinpresse	1	15-20
Nachmittag: Brust, Trizeps, Bauch		
• Bankdrücken	1	10
• Fliegende Bewegungen auf der Flachbank	1	12-15
• Schrägbankdrücken mit Kurzhanteln	1	10
• Fliegende Bewegungen auf der Schrägbank	1	12-15
• Dips	1	10-12
• Enges Bankdrücken	1	15
• Trizepsdrücken am Kabel	1	10-12
• Beinheben mit Zusatzgewicht	1	20-25
• Situps mit Zusatzgewicht	1	20-25

1977 war ein besonderes Jahr für Frank Zane. Er galt als einer der Favoriten beim anstehenden »Mr. Olympia«-Wettkampf, gleichzeitig stand er kurz vor dem Abschluss seines Psychologie-Studiums und benötigte viel Zeit für die Prüfungsvorbereitung. In den späten 1970er Jahren war das HIT durch Mike Mentzer und andere Athleten immer populärer geworden. So entschloß sich auch Frank Zane, das Notwendige mit dem Nützlichen zu verbinden: Er reduzierte das Trainingsvolumen, erhöhte die Intensität und wechselte vorübergehend zum Einsatz-Training. In der Wettkampfvorbereitung behielt er das Einsatz-Training bei, verteilte das Training aber auf eine Einheit am Morgen und eine am Nachmittag. So schaffte er es, im selben Jahr sein Studium abzuschließen *und* den »Mr. Olympia« zu gewinnen.

Alle Sätze werden mindestens bis zum Wiederholungsmaximum oder aber bis zum Punkt des momentanen Muskelversagens ausgeführt. Intensitätstechniken werden nicht angewendet.

*

Tab. 20 Frank Zane – Volumen-Training für »Mr. Olympia«1978 (1/2) [7,5]

Tag 1: Rücken, Bizeps, Unterarme, Bauch		Wiederholungen
• Klimmzüge	3-4	8-12
• Rudern	3-4	10-15
• Latziehen in den Nacken	3-4	10-15
• Latziehen mit engem Untergriff zur Brust	3-4	10-15
• Scottcurls	3	10-12
• Langhantelcurls	3	10-12
• Langhantelcurls mit Obergriff	3	10-12
• Hammercurls	3	10-12
• Bauchpressen	3	20-25
• Bauchpressen mit Drehung	3	20-25

Tag 2: Beine, Bauch	Sätze	Wiederholungen
• Kniebeugen mit dem Frank Zane »Leg Blaster«	5	10-15
• Beinpressen	3-4	10-15
• Beinstrecken	3-4	12-20
• Beincurls	3-4	12-20
• Wadenheben mit verschiedenen Fußstellungen	10	15-20
• Bauchpressen	3	20-25
• Beinheben	3	20-25

Tag 3: Brust, Schultern, Trizeps, Bauch		Wiederholungen
• Schrägbankdrücken mit Kurzhanteln	3-4	10-12

Tab. 20 Frank Zane – Volumen-Training für »Mr. Olympia«1978 (2/2) [7,5]

• Fliegende Bewegungen auf der Schrägbank	3-4	12-15
• Bankdrücken	3-4	10-12
• Nackendrücken	3-4	10-12
• Seitheben	3-4	12-15
• Dips	3-4	8-12
• Trizepsdrücken am Kabel	3-4	12-15
• Bauchpressen	3	20-25
• Bauchpressen mit Drehung	3	20-25

Nach seinem ersten Sieg beim »Mr. Olympia« 1977 wechselte Frank Zane wieder zum Volumentraining; ganz einfach, weil er es vorzog, mehrere Sätze pro Übung auszuführen. Auch mit diesem Volumentraining gewann Frank Zane den »Mr. Olympia«, und zwar gleich zweimal: 1978 und 1979. Das Programm wird an drei aufeinander folgenden Tagen ausgeführt. Danach folgt eine Trainingspause von einem Tag, bevor es mit Tag 1 wieder von vorn losgeht.

Der Frank Zane »Leg Blaster« ist ein Gerät, mit dem man Kniebeugen ausführt, ähnlich der »John Grimek Jochhantel«. Es besteht aus zwei Teilen: einer Halterung, die über die Schultern gelegt wird und an der die Hantelscheiben befestigt werden und einem Hantelständer, an dem man sich während der Ausführung der Kniebeugen festhält, um eine aufrechte Haltung einzunehmen. Bei richtiger Ausführung wird die Beanspruchung vom Rücken auf die Beine verlagert.

*

KAPITEL 8

SERGIO OLIVA
DER MYTHOS

Sergio Oliva wurde am 4. Juli 1941 auf Kuba geboren. Bereits mit zwölf Jahren verließ er die Schule und arbeitete bei seinem Vater auf einer Zuckerrohrplantage. Olivas Familie stand dem damaligen Batista-Regime nahe und Sergios Vater versuchte sogar, seinen Sohn bereits mit 16 Jahren zum Eintritt in die Armee zu überreden.

Nach der kubanischen Revolution und der Machtübernahme Fidel Castros 1959 traf Sergio eines Tages den Nationaltrainer der kubanischen Gewichtheber-Nationalmannschaft am Strand von Havanna. Dieser war beeindruckt von Sergios Körperbau und fragte ihn, ob er bereits trainiere. Als Sergio diese Frage verneinte, war das Interesse des Trainers endgültig geweckt. Er versuchte Sergio davon zu überzeugen, mit dem Hanteltraining zu beginnen und stellte ihm eine erfolgreiche Karriere in Aussicht. Da Sergio bislang noch nie eine Hantel in der Hand gehalten hatte, fragte er den Trainer, warum er da so sicher sei. Dieser beantwortete seine Frage nicht, sondern forderte ihn auf, am nächsten Tag zur Trainingshalle zu kommen.

Damit war Sergios Neugier geweckt. Er traf seinen neuen Bekannten am nächsten Tag in der Sporthalle. Der begrüßte ihn freundlich und führte ihn direkt zur Gewichtheber-Plattform. Dort lag eine Langhantel mit zwei 45-Pfund-Scheiben auf jeder Seite, also mit einem Gesamtgewicht von 200 Pfund (rund 90 kg). Der Trainer forderte Sergio auf, die Hantel so hoch zu heben wie er nur könne, woraufhin Sergio sich die Hantel griff und sie ohne große Mühe auf Armeslänge über den Kopf drückte. »Daraufhin hüpfte der Trainer vor Begeisterung auf und ab und rief: ›Ich habe gefunden, wonach ich gesucht habe.‹« [1]

Sergio bekam einen Job in der Sporthalle, wo er fortan für Ordnung sorgte und außerdem die Gelegenheit hatte, regelmäßig mit seinem neuen Mentor zu trainieren. »Er sagte: In drei Monaten haben wir einen Wettkampf und du wirst sie alle schlagen...« [1] Sergio trainierte in den drei Monaten bis zum Wettkampf regelmäßig und erhielt wie alle Sportler im Gewichtheberzentrum ausreichend Milch und andere proteinreiche Lebensmittel. Nach drei Monaten war es dann soweit: Sergio Olivas erster Wettkampf im Gewichtheben stand an. Er wärmte sich auf und wollte mit dem ersten Versuch beginnen, doch sein Trainer forderte ihn auf, zu warten, bis die schweren Gewichte an der Reihe waren. Also übte sich Sergio in Geduld und sah zu, wie immer mehr Gewicht aufgelegt wurde, bis die ersten Wettkämpfer schließlich scheiterten.

»›Ich fragte ihn: ‚Wann fange ich endlich an?‹ und er sagte nur: ›Jetzt noch nicht.‹ Erst als alle anderen fertig waren sagte er: ›So, jetzt fangen wir an.‹ (...) Als erste Übung musste man das Drücken ausführen. Also ging ich hin und er kam mit mir. Da lag das Gewicht, an dem der bislang Führende gerade gescheitert war, und – ich werde das nie vergessen – er ging hin und legte auf jeder Seite noch eine 45-Pfund-Scheibe auf. Und das war mein erster Versuch. Damit brach ich den kubanischen Rekord. Mit meinem zweiten Versuch verbesserte ich den Rekord und mit dem dritten Versuch verbesserte ich ihn abermals. (...) Von diesem Moment an glaubte ich daran – und ich glaube es bis heute – mit einem besonderen Talent gesegnet zu sein.« [1]

Anschließend erhielt Sergio Oliva die Gelegenheit, mit der Nationalmannschaft ein dreimonatiges Trainingslager in Moskau zu absolvieren und von den damals besten Gewichthebern der Welt, unter ihnen der legendäre Wassili Alexejev, zu lernen. Doch als Oliva mit der kubanischen Nationalmannschaft an den pan-amerikanischen Spielen 1961 in Kingston, Jamaika teilnahm, nutzte er die Gelegenheit und setzte sich von der Mannschaft ab. Er beantragte in der amerikanischen Botschaft politisches Asyl, was ihm auch gewährt wurde. Wie die meisten Exilkubaner ließ er sich zunächst in Miami nieder, wo er einen Job bei einem Reparaturservice erhielt. 1969 zog es Oliva nach Chicago. Dort arbeitete er täglich zehn bis zwölf Stunden in einer Stahlfabrik und ging anschließend zum Training, wo er neben seinen Gewichtheber-Übungen nach und nach auch einige Bodybuilding-Übungen integrierte. Während des Trainings im Duncan YMCA traf er auf den späteren »Mr. America« Bob Gajda, der ebenfalls dort trainierte und der Sergio Oliva schließlich zur Teilnahme an Bodybuilding-Wettkämpfen animierte. Oliva war vom Bodybuilding-Training bald derart angetan, dass er zu dieser neuen Disziplin wechselte. Noch im selben Jahr gewann Sergio Oliva den »Mr. Chicago«-Wettkampf und ein Jahr später die Meisterschaft des Staates Illinois.

1966 belegte Oliva den zweiten Platz beim »Mr. America«. Der Ausgang dieses Wettkampfes war allerdings umstritten. Oliva hatte sich zusammen mit seinem Freund und Trainingspartner Bob Gajda auf den Wettstreit vorbereitet. Oliva war deutlich muskulöser als Gajda und dominierte den Wettkampf eindeutig. Bei der Siegerehrung kam es dann zu einer für die Athleten und das Publikum fragwürdigen Entscheidung: Sergio Olivia gewann die Wertungen für die »beste Brust«, den »besten Rücken«, die »besten Arme« und die damals sehr prestigereiche Bewertung »Most Muscular Man«.

Entsprechend groß war die Überraschung, als schließlich nicht Sergio Oliva, sondern Bob Gajda als neuer »Mr. America« ausgerufen wurde. Oliva nahm die Entscheidung achselzuckend zur Kenntnis. Bob Gajda entschuldigte sich später für die Entscheidung, obwohl ihn dabei ja keine Schuld traf. Hinter der Bühne brachte Oliva allerdings in sehr deutlichen Worten zum Ausdruck, was er von dieser Entscheidung hielt. Seinen Freunden in Chicago versprach er noch am selben Abend, ihnen eines Tages den »Mr.-America«-Pokal zu präsentieren.

Tatsächlich konnte diese Enttäuschung Sergio Olivas Karriere nicht bremsen. In den Jahren darauf gewann er die Wahlen zum »Mr. World« und »Mr.

Universum«. Bei seiner ersten Teilnahme beim »Mr. Olympia« belegte er nur den vierten Platz, doch 1967 gewann Oliva den »Mr. Olympia« zum ersten Mal. Auch 1968 und 1969 war er nicht zu schlagen und wiederholte seinen Sieg bei diesem bedeutendsten Wettkampf des Bodybuildings.

Als 1970 der »Mr. Olympia« zusammen mit dem »Mr. World« und dem »Mr. America« in New York ausgetragen wurde, löste er das Versprechen ein, das er seinen Freunden am Abend der Niederlage beim »Mr. America« 1966 gegeben hatte. Sergio Oliva, der inzwischen dreifache und amtierende »Mr. Olympia«, trat am Abend des »Mr. America«-Wettkampfs an den Veranstalter heran und sagte: »Ich wünsche am ›Mr. America‹ teilzunehmen.« [3] Der Veranstalter hielt das zunächst für einen Scherz. Als sich aber herausstellte, dass Oliva es ernst meinte, drohten alle anderen für den »Mr. America«-Wettkampf gemeldeten Athleten, nicht anzutreten, falls er teilnähme – ganz einfach, weil dann keiner von ihnen auch nur den Hauch einer Chance auf den Sieg hätte. Dies war auch dem Veranstalter klar und er suchte verzweifelt nach einer Lösung. Auch einige der Anwesenden versuchten vergeblich, Oliva umzustimmen.

Am Ende wurde folgender Kompromiss ausgehandelt: Sergio Oliva verzichtete auf die Teilnahme am »Mr. America« und erhielt im Gegenzug den Titel ehrenhalber sowie alle Auszeichnungen, die er im Wettkampf wohl ohnehin gewonnen hätte, einschließlich des Pokals für den Gesamtsieg. Der Veranstalter willigte ein, innerhalb einiger Tage ein Duplikat von jedem Pokal anfertigen zu lassen, damit er seine Pokale bekommen könne. Oliva war aber noch immer nicht zufrieden: Er verlangte obendrein, dass der Veranstalter zu Beginn des Wettkampfes nicht nur verkündete, dass Sergio der Titel ehrenhalber verliehen wurde, sondern dass er darüber hinaus auch mit dem Titel »Größter aller Mr. Americas« geehrt wurde.

Abb. 17 »Mr. Universum« 1971: Auch wenn es bei diesem Wettkampf zum Sieg nicht ganz gereicht hatte, mit seiner berühmten »Victory«-Pose riss Sergio Oliva das Publikum zu Begeisterungsstürmen hin.

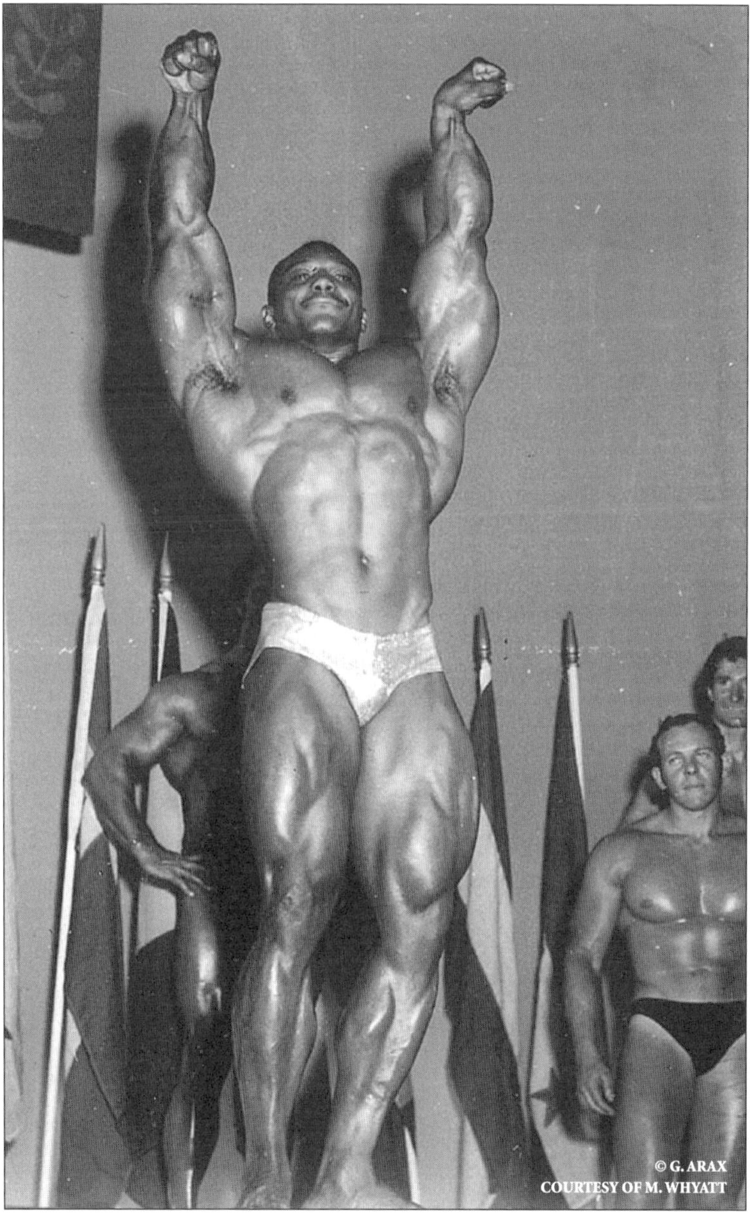
© G. ARAX
COURTESY OF M. WHYATT

Sergio Olivas bevorzugtes Training in der zweiten Hälfte der 1960er Jahre war ein Pyramidentraining mit konstanten Wiederholungszahlen und alternierenden Übungen, d.h. er absolvierte z.B. sieben Sätze Bankdrücken mit zehn Wiederholungen und dazwischen sieben Sätze Rudern mit ebenfalls zehn Wiederholungen. Er legte aber nicht gleich im ersten Satz sein 10WM auf, also das Gewicht, mit dem er zehn Wiederholungen schaffte. Stattdessen begann er mit ungefähr der Hälfte dieses Gewichts. Damit konnte er dann problemlos 20 oder mehr Wiederholungen schaffen, doch er beließ es bei zehn Wiederholungen und steigerte dann das Gewicht. Vor dem nächsten Satz Bankdrücken absolvierte er dann einen Satz Rudern, wobei er das gleiche Wiederholungsschema anwendete.

Dieses ungewöhnliche Training brachte ihm offensichtlich hervorragende Ergebnisse. Er nahm kontinuierlich an Muskelmasse zu und war ausreichend definiert. Im Bodybuilding galt Sergio Oliva 1967 und 1968 als unschlagbar. 1967 gewann er den »Mr. Universum« und den »Mr. Olympia«. Wie sehr Sergio Oliva die damaligen Konkurrenten überragte, zeigte sich aber nie deutlicher als beim »Mr. Olympia« 1968.

1968 kam Sergio Oliva nach Brooklyn, New York, um bei der Wahl zum »Mr. Olympia« seinen im Vorjahr gewonnenen Titel zu verteidigen. An Konkurrenten mangelte es nicht, da dort am gleichen Abend auch die Wahl zum »Mr. America« ausgetragen wurde. Sergio ging also zum Kampfgericht und meldete sich für den »Mr. Olympia« an. Eine Startnummer musste er jedoch nicht ziehen, denn keiner der anwesenden Bodybuilder wollte gegen ihn antreten!

Trotz intensiver Überredungsversuche des Veranstalters, der befürchtete, der »Mr. Olympia« könnte mangels Konkurrenten gar nicht stattfinden, war keiner der Athleten bereit, sich mit Sergio Oliva auf der Bühne zu messen und damit eine sichere Niederlage hinzunehmen. Also zeigte Oliva seine Posingkür, erntete den frenetischen Applaus der begeisterten Zuschauer und wurde so zum ersten und einzigen »Mr. Olympia« ohne Konkurrenz. Zu einer Konfrontation auf der Bühne kam es dann aber doch noch. Als Sergio sich nach seiner Ernennung zum »Mr. Olympia« in einer Rede über das Mikrofon zunächst bei den Zuschauern und dann bei Joe Weider bedankte und dabei erwähnte, dass Joe Weiders Nahrungsergänzungen die besten seien und die einzigen, die er je genommen habe, schallte es plötzlich aus der ersten Reihe: »Du bist ein verdammter Lügner!« [4]

Sergio Oliva forderte den Zwischenrufer auf, auf die Bühne zu treten, wenn er etwas zu sage habe. Es handelte sich um Dan Lurie, einen ehemaligen Geschäftspartner Joe Weiders, der inzwischen ein eigenes Bodybuilding-Magazin (*Muscle Training Illustrated*) herausgab und eigene Nahrungskonzentrate verkaufte. Lurie trat auf die Bühne und hielt die neueste Ausgabe von *Muscle Training Illustrated* hoch. Sergio Oliva war auf dem Titel und der Rückseite abgebildet und mit den Worten zitiert, er vertraue voll und ganz auf Dan Luries Nahrungskonzentrate. Oliva warf Lurie vor, ihn ausgetrickst zu haben, und Lurie warf Oliva vor, vertragsbrüchig geworden zu sein. Auf diese Weise bekamen die Zuschauer dann doch noch ein Kräftemessen zweier Männer zu sehen, wenn auch nur verbaler Natur.

Es war kein Wunder, dass sich die Fachmagazine und Hersteller von Nahrungskonzentraten um Sergio Oliva rissen. Mit seiner ungeheuren Muskelmasse und der klassischen V-Form seines Oberkörpers war er wie eine Naturgewalt in die Bodybuildingwelt eingebrochen. An ihm waren so gut wie keine schwachen Punkte auszumachen. Er verfügte über einen ausladenden Rücken, volle Brust- und Schultermuskeln und eine sehr schmale Taille. Dazu kamen seine gewaltigen Arme.

1969 dominierte Sergio Oliva erneut den bedeutendsten Wettkampf im Bodybuilding. Bei seinem dritten »Mr. Olympia«-Sieg in Folge schlug er auch den neuen Star Arnold Schwarzenegger, der zum ersten Mal bei diesem Wettkampf angetreten war. Doch allen Betrachtern war klar, dass trotz Olivas außergewöhnlicher Muskelentwicklung im kommenden Jahr Schwarzenegger nur schwer zu schlagen sein würde. Und in einem denkwürdigen Wettkampf kam es genau wie erwartet. 1970 gewann Arnold Schwarzenegger den ersten von insgesamt sieben »Mr. Olympia«-Titeln und verwies Sergio Oliva auf den zweiten Platz. Doch bevor es soweit war, musste Schwarzenegger alle Register seines Könnens ziehen, auf seine körperliche Überlegenheit allein konnte er sich dabei nicht verlassen. Der Bodybuilder und Sportjournalist Rick Wayne verfasste 1971 in der Oktoberausgabe der Zeitschrift *Muscle Builder* den Wettkampfbericht über den »Mr. Olympia«-Wettbewerb 1970. Wayne, der sich in diesem Artikel selbst als Sergio-Fan bezeichnete, beschrieb die Meisterschaft als den Kampf zweier Giganten, von denen sich Schwarzenegger letztlich verdient als Sieger gegen einen anderen großartigen Athleten durchsetzte.

Wayne berichtete über alle Vorgänge bei dieser Meisterschaft, sowohl auf als auch hinter der Bühne. Während des Auftritts des später drittplatzierten Reg Lewis stritten sich im Aufwärmraum Oliva und Schwarzenegger darum, wer als Nächster auf die Bühne treten sollte. Beiden Athleten war daran gelegen, den vielleicht entscheidenden letzten Eindruck bei Publikum und Kampfrichtern zu hinterlassen. Wie Wayne notierte, wurde eine Lösung gefunden: »Oben war Reg Lewis bereit loszulegen, aber Sergio und Arnold hatten noch nicht geklärt, wer als Nächster posen sollte. Joe Weider schlug vor, eine Münze zu werfen, aber Sergios Manager wies darauf hin, dass es Sergio als amtierenden ›Mr. Olympia‹ gestattet werden sollte, als Letzter zu posen. Arnold lächelte und Joe Weider stimmte zu.«

Der Grund für Schwarzeneggers selbstbewusstes Lächeln wurde später deutlich. Zum einen hinterließ er laut Wayne durch seine großartige Form und seine mitreißende Kür einen begeisterten Eindruck beim Publikum und wohl auch bei einigen der Kampfrichter. Das Gleiche galt jedoch für Sergio Oliva. Nachdem beide gepost hatten, sah Rick Wayne Schwarzenegger knapp, aber eindeutig vorn. Die Kampfrichter fanden aber zu keiner Entscheidung und so wurden beide Athleten noch einmal zusammen auf die Bühne gebeten, um sie direkt miteinander vergleichen zu können.

Zunächst nahmen beide die Chance war und nutzten die Gelegenheit, noch einmal ihre besten Posen zu zeigen. »Doch plötzlich drehte sich Sergio um und ließ Arnold allein auf dem Podium. Arnold drehte sich zu Sergio, der von der Bühne ging, und zuckte wie enttäuscht die massigen Schultern. Für die Fans muss es so ausgesehen haben, als werfe der große Sergio das Handtuch. Und seinen Fans gefiel das ganz und gar nicht. Nun riefen alle nur noch Arnolds Namen. Viele buhten Sergio sogar aus.« [3] Sergio kam zwar noch einmal zurück auf die Bühne, aber kurz darauf war der Wettkampf zu Ende und die Kampfrichter verkündeten das Ergebnis: »Arnold Schwarzenegger ist der neue Mr. Olympia.«

In der darauf folgenden Ausgabe der Zeitschrift *Muscle Builder* enthüllte Rick Wayne dann, wie es dazu kommen konnte, dass Sergio einfach von der Bühne gegangen war: Nachdem Sergio und Arnold einige Minuten lang gepost hatten, hatte Schwarzenegger Oliva zugeflüstert: »Ich finde das reicht. Von mir aus können wir jetzt gehen. Was meinst du?« Und Sergio antwortete »Okay« und ging von der Bühne, in der Annahme, Schwarzenegger sei direkt hinter ihm und folge ihm...« [4] Als Schwarzenegger dann Oliva »enttäuscht« hinterherblickte, bevor er dazu überging, dem Publikum noch einmal seine besten Posen zu zeigen, hatte er alle Anwesenden zu der Annahme verleitet, Sergio habe resigniert.

Sergio Oliva fühlte sich ausgetrickst und war wild entschlossen, sich den Titel zurückzuholen. Doch die Gelegenheit zur Revanche sollte sich erst zwei Jahre später bieten. Denn im folgenden Jahr, 1971, nahm Sergio am NABBA »Mr. Universum« teil und wurde daraufhin von der IFBB von der Teilnahme am »Mr. Olympia« im selben Jahr ausgeschlossen, mit der Begründung, er habe unerlaubterweise an einem Wettkampf eines anderen Verbandes teilgenommen. Die NABBA, die seit 1950 die Wahl zum »Mr. Universum« ausrichtete, wurde von der IFBB inzwischen als Konkurrenzverband betrachtet. Diese Entscheidung war nur schwer nachzuvollziehen, vor allem deshalb, weil zuvor fast alle großen Champions irgendwann einmal bei der Wahl zum »Mr. Universum« angetreten waren.

Die Verzögerung spornte Sergio Oliva noch stärker an, seine Niederlage wettzumachen. Er konnte es nicht erwarten, sich den Titel zurückzuholen. Entsprechend suchte er auch nach neuen Wegen, um seine Form zu verbessern. Er hatte sich schon seit einiger Zeit für das Hochintensitätstraining (HIT) interessiert, doch nun war er bereit, es auszuprobieren.

Arthur Jones, der Erfinder und Hersteller der Nautilus-Trainingsmaschinen, war der Begründer des Hochintensitätstrainings. Ihm war auch aus Marketinggründen daran gelegen, die besten Bodybuilder der Welt von diesem Trainingssystem und von der Qualität seiner Trainingsmaschinen zu überzeugen. Jones hatte Sergio Oliva mehrfach nach Florida eingeladen, um ihn in das HIT einzuführen. Nach der Niederlage beim »Mr. Olympia« 1970 und der Disqualifikation 1971 war es dann so weit: Oliva nahm die Einladung an. Jones empfing Oliva in Deland, Florida. Er führte ihm seine Trainingsgeräte vor und ließ ihn das erste Hochintensitätstraining ausführen. Sergio Oliva war begeistert und sagte später: »Es war intensiv, sehr kraftvoll und ganz anders als andere Trainingsmethoden.« [5]

Von da an absolvierte er sein Training nicht mehr im Split-System, sondern trainierte zwei- bis dreimal pro Woche den ganzen Körper, was ihm zu Beginn sehr schwer fiel. Ursprünglich hatte Sergio auch geplant, weitere Hantelübungen in sein HIT zu integrieren, merkte aber bald, dass dies nicht zu schaffen war: »Er (Jones) hatte nur das Training an den Nautilus-Geräten empfohlen, aber ich wollte auch freie Gewichte verwenden. Aber je näher der Wettkampf rückte, desto mehr wurde mir bewusst, dass ich nicht beides schaffen konnte, auf keinen Fall. Die Geräte allein reichten für mich völlig aus. Wenn man die Geräte nicht so benutzt, wie wir sie benutzten, dann ist es ein Kinderspiel, und man kann leicht noch andere Übungen machen, aber mit Jones' Methode (HIT) geht das auf keinen Fall. Man macht immer weiter, bis man das Gewicht nicht mehr bewegen kann.« [5]

Es wurde auch behauptet, dass Sergio Oliva nur ein einziges Mal versucht habe, eine hochintensive Trainingseinheit durchzustehen, daran aber gescheitert sei und deshalb für immer die Finger davon gelassen habe. In einem Interview im Jahr 2001 wurde Sergio Oliva darauf angesprochen und schilderte, wie es sich tatsächlich zugetragen hatte: »Sergio, in einer legendären Trainingseinheit sollten Sie direkt nach Casey Viator ein HIT-Ganzkörpertraining absolvieren. Angeblich konnten Sie das Training nicht wie geplant beenden und mussten zum Schluss ziemlich leichte Gewichte verwenden, um die Trainingseinheit überhaupt beenden zu können. Ist diese Schilderung zutreffend?« »Ja! Allerdings war das meine erste hochintensive Trainingseinheit überhaupt (...). Als ich bei der letzten Übung angelangt war, dachte ich, ich müsste mich übergeben. Wenn man aber immer weitermacht und jedes Mal so hart trainiert, steigert man seine Kraft, sein Durchhaltevermögen und seine Entschlossenheit, sodass man mit dieser Art von Training gut klarkommt.« [5]

Auf die Frage, ob er durch das hochintensive Training die beste Form seines Lebens erreicht habe, antwortet Oliva: »Daran gibt es überhaupt keinen Zweifel. Und es ist schade (...) ich hätte so weitertrainieren sollen.« Doch es kam anders: »Naja, ich trainierte wieder mit freien Gewichten, weil ich keine Möglichkeit hatte, mit Jones' Geräten zu trainieren. Ich war definitiv stärker als vor meiner HIT-Erfahrung und schaffte bei den Hantelübungen schwerere Gewichte als je zuvor. Auf jeden Fall behielt ich aber die hohe Intensität bei.« [5]

Zurück in Chicago, passte Sergio sein Training an die Prinzipien des HIT an. Da er meist allein trainierte und daher keinen Trainingspartner hatte, der ihm bei Intensivwiederholungen hätte helfen können, entschied er sich für Teilwiederholungen als Intensitätstechnik. Wenn er eine gewisse Anzahl an Wiederholungen absolviert hatte und merkte, dass er keine vollständige Wiederholung mehr schaffte, machte er weiter mit Dreiviertel-Wiederholungen. Wenn auch das nicht mehr ging, führte er halbe und schließlich Viertelwiederholungen aus. Am Ende eines solchen hochintensiven Satzes konnte er die Hantel kaum noch bewegen. Falls ihm beim Bankdrücken niemand zur Seite stand, wenn er sich total verausgabt hatte und die Hantel nicht mehr allein ablegen konnte, verwendete er Kurzhanteln, die er notfalls einfach fallen lassen konnte. Ansonsten ließen sich die Teilwiederholungen gut mit vielen seiner Lieblingsübungen verbinden. Bei Nackendrücken, Dips, Langhantelrudern und Curls konnte er diese Intensitätstechnik optimal einsetzen.

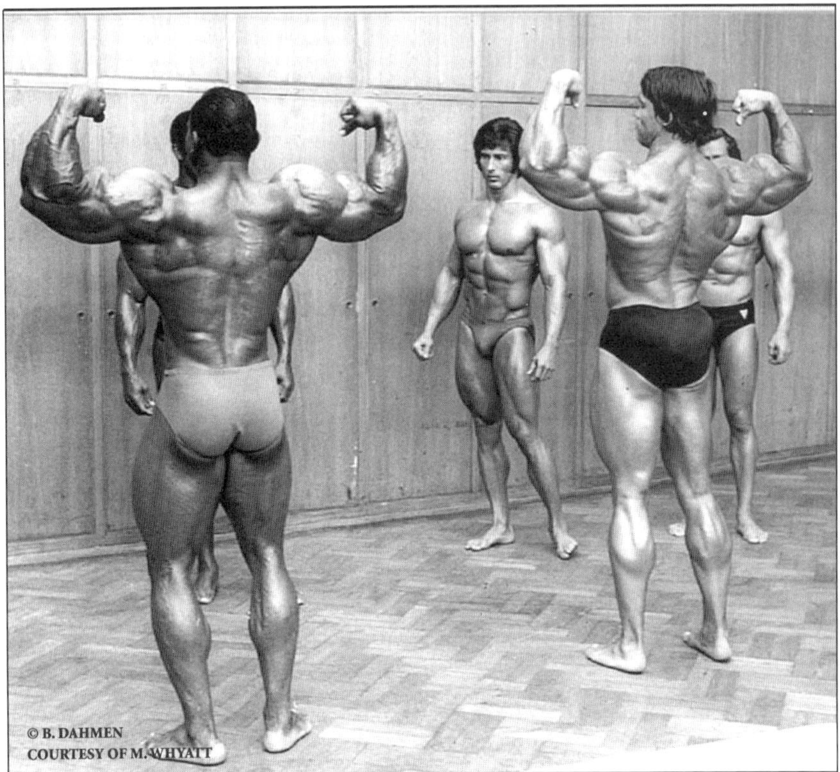

Abb. 18 Dieses Foto enstand vermutlich bei der Vorwahl zum »Mr. Olympia« 1972 in Essen: Sergio Oliva und Arnold Schwarzenegger beim Vergleich der Rückenmuskulatur. Zwischen ihnen, im Hintergrund, Frank Zane,

Der »Mr. Olympia« 1972 fand in Essen in Deutschland statt. Das Duell der beiden großen Konkurrenten war ungeduldig erwartet worden und der Wettkampf ging tatsächlich in die Geschichte des Bodybuildings ein. Sergio Oliva und Arnold Schwarzenegger lieferten sich einen Wettstreit auf allerhöchstem Niveau. Beide Athleten präsentierten eine Form, die man bis dahin nicht für möglich gehalten hatte. Noch heute gibt es, je nach Betrachter und persönlichen Vorlieben, unterschiedliche Ansichten darüber, wer den Sieg mehr verdient hätte, aber in einem Punkt waren sich alle Betrachter einig: Sergio Oliva hatte sich in die beste Form seines Lebens gebracht und nicht wenige fragten sich, wie ein Athlet, der schon jahrelang auf Weltklasseniveau antrat, sich innerhalb von wenigen Monaten noch einmal derartig verbessern konnte.

Diejenigen, die Oliva in den Monaten zuvor beim Training gesehen hatten, kannten die Antwort: Hochintensitätstraining. Aber Oliva sprach nicht darüber. Die Ereignisse des vergangenen Jahres hatten ihn misstrauisch gemacht. Er befürchtete, Bedenken bei den Kampfrichtern auszulösen, wenn bekannt wurde, dass er sich auf Anregung von Arthur Jones mit HIT auf den »Mr. Olympia« vorbereitet hatte. Joe Weider, dessen Bruder Ben den ausrichtenden Verband IFBB leitete, berichtete zu dieser Zeit in seinen Magazinen gern darüber, wie er die besten Athleten der Welt mit seinen Trainingsmethoden und seinen Nahrungskonzentraten für den »Mr. Olympia« fit machte. Oliva befürchtete, Joe Weider könnte Einfluss auf die Bewertungen nehmen. [1] Deshalb behielt er sein Hochintensitätstraining lieber für sich.

Auch Arnold Schwarzenegger bestätigte, dass Sergio Oliva 1972 in Essen in der Form seines Lebens und fast unschlagbar war. Er sagte: »In Deutschland war Sergio atemberaubend gut. Seine Figur war fehlerlos. Aber ich setzte nicht darauf, körperliche Schwachpunkte bei ihm zu suchen.« Was Schwarzenegger, der clevere Wettkämpfer, damit meinte, beschrieb Rick Wayne so: »In Deutschland, sagte Arnold, war er darauf vorbereitet, Sergios überlegene Muskelmasse anzuerkennen, aber das hieß nicht, dass er bereit war, kampflos aufzugeben. Was er tun musste, war einen Weg zu finden, einen besseren Eindruck bei den Kampfrichtern zu hinterlassen...« [5]

Und Schwarzenegger fand diesen Weg. Als die Kampfrichter für die Vorwahl einen Raum suchten, in dem sie die Wettkämpfer in Ruhe bei den Pflichtposen miteinander vergleichen konnten, schlug Schwarzenegger vor, in den Aufwärmraum zu gehen. Dieser sei groß genug dafür. Die Kampfrichter fanden den Vorschlag plausibel und da es keine Einwände gab, wurde die Vorwahl dort ausgetragen. Später erläuterte Schwarzenegger den wahren Grund für seinen Vorschlag. Die Größe des Raumes war ihm egal gewesen: »Ich war wesentlich mehr an der Farbe interessiert.« [5] Schwarzenegger spielte an auf die braune Wand, vor der sich die Wettkämpfer aufstellen mussten und vor der sie bei ihren Pflichtposen miteinander verglichen wurden. »Sergio hatte nicht bedacht, dass mein weißer Körper vor der dunklen Wand hinter uns viel besser zur Geltung kommen würde, während er sich davon kaum abheben konnte. Bis heute glaube ich, dass das der ausschlaggebende Punkt war, warum ich knapp den Vorzug erhielt.« [5]

Auch wenn Sergio Oliva den Titel in jenem Jahr nicht gewinnen konnte, hatte er sich mit seinem Hochintensitätstraining in eine derart herausragende Form gebracht, dass unzählige Fans in aller Welt bis zum heutigen Tag von ihm fasziniert sind. Das vielleicht größte Kompliment bekam Oliva von einem seiner damaligen Konkurrenten. Boyer Coe, der selbst zu den großen Athleten jener Zeit zählt, nahm 1994 und 1995 noch einmal am »Masters Mr. Olympia« teil und beendete anschließend seine Wettkampflaufbahn. In einem Interview blickte er auf die früheren Wettkämpfe zurück: »Jeder hat seine eigene Vorstellung davon, wie der ideale Körperbau aussehen sollte, aber ganz ehrlich: Für mich war Sergio Olivas Form 1972 die beste Form eines Athleten, die ich jemals gesehen habe und das gilt bis zum heutigen Tag. Wenn ich mir aussuchen könnte, wie ich aussehen möchte, dann würde ich Sergios Form von 1972 nehmen.« [6]

*

Tab. 21 Sergio Oliva – Pyramiden mit alternierenden Übungen (1/4) [2,7]

Tag 1: Oberkörper
Bankdrücken & Klimmzüge mit schulterweitem Griff zur Brust

1. Supersatz:	• Bankdrücken 8 Wdh. mit 50 % des 8WM & • Klimmzüge 15 Wdh.
2. Supersatz:	• Bankdrücken 8 Wdh. mit 60 % des 8WM & • Klimmzüge 15 Wdh.
3. Supersatz:	• Bankdrücken 8 Wdh. mit 70 % des 8WM & • Klimmzüge 12 Wdh.
4. Supersatz:	• Bankdrücken 8 Wdh. mit 80 % des 8WM & • Klimmzüge 10 Wdh.
5. Supersatz:	• Bankdrücken 8 Wdh. mit 85 % des 8WM & • Klimmzüge 8 Wdh.
6. Supersatz:	• Bankdrücken 8 Wdh. mit 90 % des 8WM & • Klimmzüge 6 Wdh.
7. Supersatz:	• Bankdrücken 8 Wdh. mit 100 % des 8WM & • Klimmzüge 5 Wdh.

Tag 2: Bizeps und Trizeps
Trizepsdrücken am Kabel & Langhantelcurls*

1. Supersatz:	• Trizepsdrücken 10 Wdh. mit 60 % des 10WM & • Langhantelcurls 10 Wdh. mit 60 % des 10WM
2. Supersatz:	• Trizepsdrücken 10 Wdh. mit 70 % des 10WM & • Langhantelcurls 10 Wdh. mit 70 % des 10WM
3. Supersatz:	• Trizepsdrücken 10 Wdh. mit 80 % des 10WM & • Langhantelcurls 10 Wdh. mit 80 % des 10WM
4. Supersatz:	• Trizepsdrücken 10 Wdh. mit 90 % des 10WM & • Langhantelcurls 10 Wdh. mit 90 % des 10WM
5. Supersatz:	• Trizepsdrücken 10 Wdh. mit 100 % des 10WM & • Langhantelcurls 10 Wdh. mit 100 % des 10WM

*Alternativ führte Oliva Langhantelcurls an der Scottbank und Trizepsdrücken liegend aus.

Tab. 21 Sergio Oliva – Pyramiden mit alternierenden Übungen (2/4) [2,7]

Tag 3: Beine und Bauch in Einzelsätzen
Kniebeugen, Wadenheben im Stehen, Situps, Beinheben, seitliches Beugen

---

1. Satz:	• Kniebeugen 10 Wdh. mit 50 % des 10WM
2. Satz:	• Kniebeugen 10 Wdh. mit 70 % des 10WM
3. Satz:	• Kniebeugen 10 Wdh. mit 90 % des 10WM
4. Satz:	• Kniebeugen 10 Wdh. mit 100 % des 10WM
5. Satz:	• Kniebeugen 5 Wdh. mit 100 % des 5WM
6. Satz:	• Kniebeugen 5 Wdh. mit 100 % des 5WM
7. Satz:	• Kniebeugen 5 Wdh. mit 100 % des 5WM

1. Satz:	• Wadenheben 10 Wdh. mit 50 % des 10WM
2. Satz:	• Wadenheben 10 Wdh. mit 55 % des 10WM
5. Satz:	• Wadenheben 10 Wdh. mit 60 % des 10WM
4. Satz:	• Wadenheben 10 Wdh. mit 65 % des 10WM
3. Satz:	• Wadenheben 10 Wdh. mit 70 % des 10WM
6. Satz:	• Wadenheben 10 Wdh. mit 75 % des 10WM
7. Satz:	• Wadenheben 10 Wdh. mit 80 % des 10WM
8. Satz:	• Wadenheben 10 Wdh. mit 85 % des 10WM
9. Satz:	• Wadenheben 10 Wdh. mit 90 % des 10WM
10. Satz:	• Wadenheben 10 Wdh. mit 100 % des 10WM

- Situps: 50 Wiederholungen
- Beinheben: 4 Sätze à 50 Wiederholungen
- Seitliches Beugen und Aufrichten
  mit einer Hantel in der Hand: 4 Sätze à 50 Wiederholungen

Sergio Oliva steigerte bei diesem Programm das Gewicht von Satz zu Satz und versuchte erst im letzten Satz, das Wiederholungsmaximum (WM) auszuführen. Die ersten, relativ leichten Sätze dienen dabei dem Aufwärmen und der Einstimmung auf die jeweilige Übung. Insgesamt werden pro Trainingseinheit eher wenig Sätze ausgeführt; das erlaubt eine gute Konzentration auf die wenigen wirklich schweren Sätze pro Übung und damit eine gute Trainingswirkung. Alle Übungen werden kontrolliert, aber zügig und rhythmisch ausgeführt, d.h. die positive und die negative Bewegungsphase sind etwa gleich lang.

Tab. 21 Sergio Oliva – Pyramiden mit alternierenden Übungen (3/4) [2,7]

Tag 4: Brust und Schultern
Bank- und Nackendrücken

1. Satz:	• Bankdrücken 5 Wdh. mit 50 % des 5WM
2. Satz:	• Bankdrücken 5 Wdh. mit 60 % des 5WM
3. Satz:	• Bankdrücken 5 Wdh. mit 70 % des 5WM
4. Satz:	• Bankdrücken 5 Wdh. mit 75 % des 5WM
5. Satz:	• Bankdrücken 5 Wdh. mit 80 % des 5WM
6. Satz:	• Bankdrücken 5 Wdh. mit 90 % des 5WM
7. Satz:	• Bankdrücken 5 Wdh. mit 100 % des 5WM
1. Satz:	• Nackendrücken 5 Wdh. mit 60 % des 5WM
2. Satz:	• Nackendrücken 5 Wdh. mit 70 % des 5WM
3. Satz:	• Nackendrücken 5 Wdh. mit 80 % des 5WM
4. Satz:	• Nackendrücken 5 Wdh. mit 90 % des 5WM
5. Satz:	• Nackendrücken 5 Wdh. mit 100 % des 5WM

Tag 5: Arme und Rücken
Trizepsdrücken mit der Langhantel hinter dem Kopf, Langhantel-Scottcurls mit weitem Griff, Dips und weite Klimmzüge zum Nacken

1. Supersatz:	• Trizepsdrücken 5 Wdh. mit 60 % des 5WM &
	• Langhantelcurls 5 Wdh. mit 60 % des 5WM
2. Supersatz:	• Trizepsdrücken 5 Wdh. mit 80 % des 5WM &
	• Langhantelcurls 5 Wdh. mit 80 % des 5WM
3. Supersatz:	• Trizepsdrücken 5 Wdh. mit 100 % des 5WM &
	• Langhantelcurls 5 Wdh. mit 100 % des 5WM
1. Satz:	• Scottcurls 5 Wdh. mit 60 % des 5WM
2. Satz:	• Scottcurls 5 Wdh. mit 70 % des 5WM
3. Satz:	• Scottcurls 5 Wdh. mit 80 % des 5WM
4. Satz:	• Scottcurls 5 Wdh. mit 90 % des 5WM
5. Satz:	• Scottcurls 5 Wdh. mit 100 % des 5WM

Tab. 21 Sergio Oliva – Pyramiden mit alternierenden Übungen (4/4) [2,7]

Im Wechsel:
- Dips 5 x 8 Wiederholungen &
- Klimmzüge 5 x 5 Wiederholungen

Tag 6: Beine und Bauch
Frontkniebeugen, Wadenheben sitzend, Situps, Beinheben, seitliches Beugen

1. Satz:	• Frontkniebeugen 10 Wdh. mit 50 % des 10WM
2. Satz:	• Frontkniebeugen 10 Wdh. mit 70 % des 10WM
3. Satz:	• Frontkniebeugen 10 Wdh. mit 90 % des 10WM
4. Satz:	• Frontkniebeugen 10 Wdh. mit 100 % des 10WM
5. Satz:	• Frontkniebeugen 5 Wdh. mit 100 % des 5WM
6. Satz:	• Frontkniebeugen 5 Wdh. mit 100 % des 5WM
7. Satz:	• Frontkniebeugen 5 Wdh. mit 100 % des 5WM

1. Satz:	• Wadenheben 10 Wdh. mit 50 % des 10WM
2. Satz:	• Wadenheben 10 Wdh. mit 55 % des 10WM
3. Satz:	• Wadenheben 10 Wdh. mit 60 % des 10WM
4. Satz:	• Wadenheben 10 Wdh. mit 65 % des 10WM
5. Satz:	• Wadenheben 10 Wdh. mit 70 % des 10WM
6. Satz:	• Wadenheben 10 Wdh. mit 75 % des 10WM
7. Satz:	• Wadenheben 10 Wdh. mit 80 % des 10WM
8. Satz:	• Wadenheben 10 Wdh. mit 85 % des 10WM
9. Satz:	• Wadenheben 10 Wdh. mit 90 % des 10WM
10. Satz:	• Wadenheben 10 Wdh. mit 100 % des 10WM

- Situps: 50 Wiederholungen
- Beinheben: 4 Sätze à 50 Wiederholungen
- Seitliches Beugen und Aufrichten
  mit einer Hantel in der Hand: 4 Sätze à 50 Wiederholungen

Tab. 22 Sergio Oliva – HIT an Maschinen [5]

Aufwärmen

2 Durchgänge	• Beinpressen, Bankdrücken und Latziehen, jeweils 10 Wiederholungen mit 50 % des 10WM

Trainingssätze mit Intensitätstechniken

1. Satz:	• Beinpressen 10 WM, anschließend Teilwiederholungen, bis sich das Gewicht nicht mehr bewegen lässt
2. Satz:	• Bankdrücken 10WM, anschließend ein Reduktionssatz mit zwei Gewichtsreduktionen
3. Satz:	• Latziehen 10WM mit etwas mehr als schulterweitem Griff zum Nacken, anschließend Griffwechsel zum Latziehen mit engem Untergriff zur Brust
4. Satz:	• Nackendrücken 10WM, anschließend ein Reduktionssatz mit zwei Gewichtsreduktionen
5. Satz:	• Bizepscurls am Nautilus-Bizepscurler 10WM, anschließend ein Reduktionssatz mit zwei Gewichtsreduktionen
6. Satz:	• Trizepsdrücken am Kabel 10WM, anschließend ein Reduktionssatz mit zwei Gewichtsreduktionen
7. Satz:	• Wadenheben im Sitzen 15WM, anschließend ein Reduktionssatz mit zwei Gewichtsreduktionen
8. Satz:	• Crunches an der Bauchpresse 15WM, anschließend ein Reduktionssatz mit zwei Gewichtsreduktionen

Dieses HIT-Programm führte Sergio Oliva dreimal pro Woche aus; dabei wechselte er zu einer langsameren Bewegungsausführung, wenn auch nicht so langsam, wie beim heutigen HIT üblich. Bei seinen HIT-Programmen dauerten die positive und die negative Bewegungsphase jeweils zwei bis drei Sekunden. Das Gewicht wählte er so, dass er etwa zehn Wiederholungen in korrekter Technik ausführen konnte, dann reduzierte er das Gewicht ohne Pause um 10 % und führte einige weitere Wiederholungen aus (Reduktionssatz). Eine weitere beliebte Intensitätstechnik Olivas waren Teilwiederholungen. Wenn er keine vollständige Wiederholung mehr schaffte, führte er Dreiviertel-, Halbe und Viertelwiederholungen aus, bevor er das Gewicht wieder ablegte.

Tab. 23 Sergio Oliva – Chicago HIT [2,5]

Aufwärmen

1 bis 2 Durchgänge mit verschiedenen Übungen und 50 % des 10WM.

Trainingssätze mit Intensitätstechniken

1. und 2. Satz:	• Beinpressen 5-10WM, anschließend Teilwiederholungen
3. und 4. Satz:	• Bankdrücken 5-10WM, anschließend Teilwiederholungen
5. und 6. Satz:	• Klimmzüge 10-15 Wiederholungen mit unterschiedlichen Griffen, anschließend Teilwiederholungen
7. und 8. Satz:	• Nackendrücken 5-10WM, anschließend Teilwiederholungen
9. und 10. Satz:	• Dips 5-8 Wiederholungen, anschließend Teilwiederholungen
11. und 12. Satz:	• Bizepscurls mit unterschiedlichen Griffweiten, anschließend Teilwiederholungen
13. und 14. Satz:	• Rudern 5-10 Wiederholungen, anschließend Teilwiederholungen
15. und 16. Satz:	• Trizepsdrücken am Kabel 5-10 Wiederholungen, anschließend Teilwiederholungen
17. und 18. Satz:	• Wadenheben stehend 5-10WM, anschließend Teilwiederholungen
19. Satz:	• Situps mit einer schweren Hantelscheibe vor der Brust
20. Satz:	• Beinheben an der Klimmzugstange (manchmal mit Zusatzgewicht)

Sergio Oliva hatte das HIT bei Arthur Jones in Florida praktiziert; dort trainierte er überwiegend an Nautilus-Maschinen. Als er nach Chicago zurückkehrte, standen ihm diese Maschinen nicht mehr zur Verfügung und er trainierte wieder mit freien Gewichten, aber weiterhin hochintensiv. So entstand sein »Chicago-HIT«, das zwei- bis dreimal pro Woche trainiert wurde.

KAPITEL 9

ARNOLD SCHWARZENEGGER DAS FRÜHE TRAINING

Das Training Arnold Schwarzeneggers, des erfolgreichsten Bodybuilders aller Zeiten, hat Millionen von Menschen inspiriert, selbst zu den Hanteln zu greifen. Viele versuchten, sein Training zu kopieren, in der Hoffnung, die gleichen Erfolge zu erzielen. Damit beeinflusste Schwarzenegger eine ganze Generation von Bodybuildern, von denen einige selbst bereits Weltklasseathleten gewesen waren. Frank Zane, einer von nur drei Athleten, denen es gelang, Arnold Schwarzenegger im Wettkampf zu besiegen, beschreibt, wie er und die anderen führenden Bodybuilder das Training des jungen Österreichers kopierten: »Als ich nach Kalifornien kam, trainierten wir alle ungefähr auf die gleiche Weise, nämlich so wie Arnold es tat.« [1]

Nachdem Schwarzenegger zum ersten Mal am »Mr. Olympia« teilgenommen hatte, wurde Monat für Monat in den Bodybuilding-Magazinen über das Training des Mannes geschrieben, dem Joe Weider bereits damals prophezeite, er werde einmal der größte Bodybuilder aller Zeiten. Weider äußerte diese Einschätzung oft. Es mag als Ironie der Geschichte gelten, dass er es ausgerechnet am Tag des »Mr. Universum«-Wettkampfs 1969 vor Frank Zane wiederholte, als dieser Schwarzenegger besiegte. Zane schilderte die Situation später so: »Ich erinnere mich noch daran, wie Joe [Weider] vor dem Wettkampf sagte: ›Arnold wird einmal der größte Bodybuilder aller Zeiten.‹ Ich dachte nur: ›und was ist mit mir?‹« [2]

Seit dieser Zeit sind Hunderte von Artikeln über Schwarzeneggers Trainingsmethoden erschienen. Weniger bekannt und daher umso interessanter ist die Frage, wie und mit welchem Training Arnold Schwarzenegger es schaffen konnte, so jung in die Weltspitze des Bodybuildings vorzudringen. Die wenigen verfügbaren Informationen über die frühen Trainingsprogramme stammen aus Schwarzeneggers Autobiografie *Karriere eines Bodybuilders* und aus einem Bericht von Albert Busek, dem damaligen Herausgeber der deutschen *Sportrevue* und Mentor Schwarzeneggers. Busek hatte Schwarzenegger nach der Ableistung seines Wehrdienstes nach München geholt, ihm dort eine Stelle als Trainer vermittelt und er unterstützte ihn bei seinem Training.

Im Juli 1967 schilderte Albert Busek dem *Ironman Magazine* das Trainingsprogramm von Arnold Schwarzenegger, mit dem der junge Athlet es bereits zu einer so herausragenden Muskelentwicklung gebracht hatte, dass »...am 6. März 1966, als er als Gaststar bei den Deutschen Meisterschaften auftrat, viele Experten der Meinung waren, dass er sein Potenzial bereits ausgeschöpft habe und sich von nun an nur noch minimal würde verbessern können.« [3]

Das Training, das diese Entwicklung ermöglicht hatte, bestand im Wesentlichen aus einem Split-System, bei dem an einem Tag Brust, Rücken und Schultern trainiert wurden und am nächsten Tag die Arme und Beine. Anschließend folgte dann der Zyklus zwei weitere Male pro Woche, sodass jede Muskelpartie dreimal pro Woche trainiert wurde. In manchen Phasen ging Schwarzenegger dazu über, im Doppelsplit zu trainieren, also z.B. Brust und Schultern vormittags zu trainieren und den Rücken am Abend. Am nächsten Tag dann folgte das Armtraining am Morgen und das Beintraining fand am Abend statt. Diese Trainingsgestaltung ließ sich sehr gut kombinieren mit Schwarzeneggers Tätigkeit als Trainer. Er trainierte zunächst morgens vor Arbeitsbeginn und dann abends nach der Arbeit noch einmal.

Eine weitere Veränderung, die Schwarzenegger in diesen Jahren bei seinem Training vornahm, war der Wechsel von einfachen Sätzen zu Supersätzen. »Mein Bodybuilding-Training in Österreich umfasste lediglich einfache Sätze. Etwas anderes kannte ich nicht. Nach dem ersten Satz pausierte ich

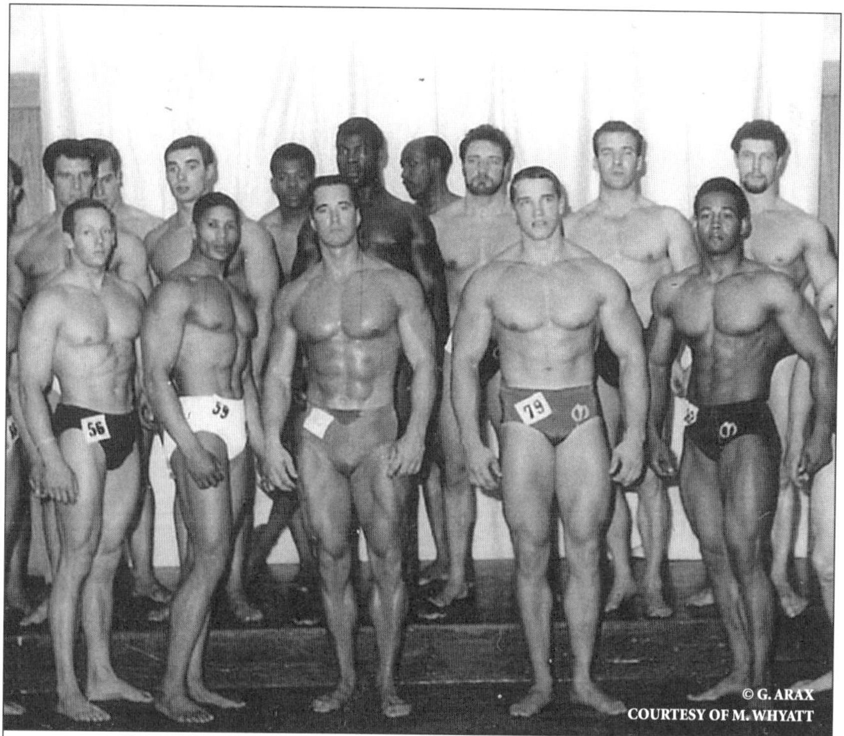

Abb. 19 »Mr. Universum« 1966: Arnold Schwarzenegger (mit Startnr. 79) erringt bei seiner ersten Teilnahme an diesem prestigeträchtigen Wettkampf gleich den zweiten Platz. Links neben ihm der Gesamtsieger Chester Yorton, rechts Earl Maynard, »Mr. Universum« 1964 (NABBA) und 1965 (IFBB).

eine Minute, machte dann einen weiteren Satz, pausierte wieder und machte noch einen Satz. Dann wechselte ich zu einer anderen Übung und fuhr fort, den gleichen Muskel zu entwickeln. Das war alles. Dass man auch anders trainieren kann, erfuhr ich erst als ich nach Deutschland kam. Mir fiel auf, dass die erfolgreichen deutschen Bodybuilder anders trainierten als ich. Sie wechselten sehr schnell von einer Maschine zur nächsten, und ich fragte mich, warum sie sich wohl so beeilten. Zuerst dachte ich, sie konzentrieren sich viel-

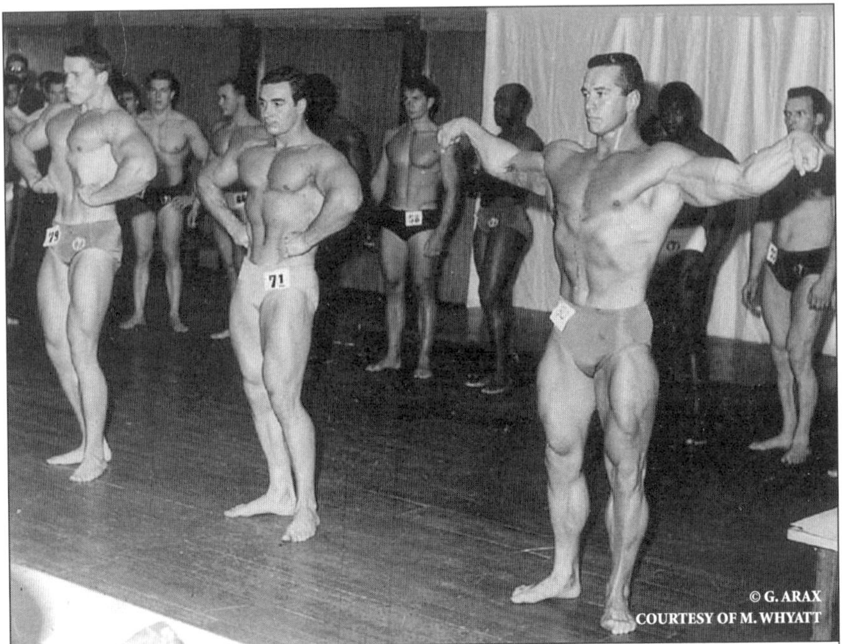

Abb. 20 »Mr. Universum« 1966: Latissimus-Vergleich zwischen (v. l.) Arnold Schwarzenegger, Peter Nash und Chester Yorton.

leicht nicht richtig auf die Übungen. Als ich sie schließlich fragte, erklärten sie mir, dass sie auf diese Weise Zeit sparen wollten. Sie meinten, es sei nicht einzusehen, dass man sechs Stunden am Tag trainiert, wenn man die gleiche Arbeit auch in drei oder vier Stunden erledigen könne. Ich fing also an, mit ihnen nach dem gleichen Prinzip zu trainieren, bei dem bestimmte Übungen kombiniert und Ruhepausen ausgeschaltet wurden. Und es war unglaublich, wie die Muskeln sich dabei aufpumpten. Das Gefühl, die Bizeps und die Trizeps oder die Pecs und die Lats gleichzeitig aufgepumpt zu haben, war einfach fantastisch. Das gleichzeitige Aufpumpen war die Folge der Supersatz-Technik, bei der verschiedene Muskeln zur gleichen Zeit intensiv belastet werden.« [4]

Mit diesem Training verbesserte er sich innerhalb kürzester Zeit derart, dass »...diejenigen, die zu Beginn des Jahres noch dachten, Arnold habe seine Bestform schon erreicht, ihre Meinung ändern mussten.« [3] Busek berichtete, wie Arnold Schwarzenegger bei seiner ersten Teilnahme am »Mr. Universum« 1966 in London das Publikum derart begeisterte, dass er nach seiner Posingkür noch einmal auf die Bühne gerufen wurde, um dem Publikum den lautstark geäußerten Wunsch nach weiteren Posen zu erfüllen. Dass ein Athlet ein zweites Mal auf die Bühne kommen durfte, war laut Busek in der damals schon fast zwei Jahrzehnte umfassenden Geschichte des »Mr. Universum«-Wettkampfs erst zweimal vorgekommen: Einmal bei einem Athleten namens Earl Maynard und das zweite Mal bei Arnold Schwarzeneggers großem Vorbild Reg Park. [3]

Damit war Arnold Schwarzenegger mit gerade einmal 19 Jahren in der Weltspitze des Bodybuildings angekommen. Während seiner langen Wettkampfkarriere von 1965 bis 1980 verfehlte er den Sieg nur dreimal; und zwar jedes Mal bei seiner ersten Teilnahme an einem Wettkampf. Bei seinem ersten »Mr. Universum« der NABBA belegte er den zweiten Platz hinter Chester Yorton, bei seinem ersten »Mr. Universum« der IFBB unterlag er Frank Zane und bei seiner ersten Teilnahme am »Mr. Olympia« gelang es Sergio Oliva, ihn auf den zweiten Platz zu verweisen.

Rückblickend erkannte Schwarzenegger es als seine zentrale Schwäche, in diesen frühen Wettkämpfen noch nicht auf eine erstklassige Muskeldefinition geachtet zu haben; damit wäre seine Muskelmasse eindrucksvoller zur Geltung gekommen. Nachdem er auch diese Schwäche beseitigt hatte, galt er in den folgenden Jahren als unschlagbar.

Um eine bessere Definition zu erzielen, stellte Schwarzenegger seine Ernährung um und modifizierte sein Training dahingehend, dass er neben den Grundübungen auch Übungen für kleinere Muskeln einbaute, denen er zuvor nur wenig Beachtung geschenkt hatte. Ihm war aufgefallen, dass Frank Zanes Brust- und Rückenmuskulatur optisch sehr von Zanes ausgeprägtem M. serratus (dem Sägezahnmuskel) profitierte. Also führte Arnold Schwarzenegger verstärkt Überzüge mit der Kurzhantel sowie Überzüge kniend vor einem Kabelzug aus, um diesen Muskel besser zu formen.

Beim Training der Schultermuskulatur ging er nun ähnlich vor und achtete darauf, in jeder Trainingseinheit für die Schulter mindestens eine Übung für den vorderen Kopf des Schultermuskels, den mittleren sowie den hinteren Kopf einzubauen, also z.B. Frontheben für den vorderen Kopf, Seitheben für den seitlichen und Seitheben vorgebeugt für den hinteren Kopf.

Diese Modifikationen des Trainings trugen mit dazu bei, dass es Arnold Schwarzenegger im Jahr 1970 gelang, den »Mr. Olympia« zu gewinnen. John Balik, Herausgeber des *Ironman Magazine*, selbst ein begeisterter Bodybuilder und später mehrere Monate lang Schwarzeneggers Trainingspartner, konnte ein weiteres Detail zu diesem Sinneswandel beisteuern. »Das erste Mal hörte ich den Namen Arnold Schwarzenegger 1966 im Gold's Gym. Der Mann, der mir von Arnold erzählte, war Chet Yorton, der Sieger der NABBA ›Mr. Universum‹-Wahl in diesem Jahr. Zwar hatte Chet Arnold geschlagen und den Titel geholt, doch die Masse und speziell die Arme des 19jährigen hatten enormen Eindruck auf ihn gemacht. So viel Eindruck, dass er sich sicher war, Arnold würde zum nächsten Bodybuilding-Superstar avancieren – im Nachhinein die Untertreibung des Jahrhunderts!« [5]

»Zwei Jahre später unterhielt ich mich mit Vince Gironda in seinem Gym in Studio City, als der massigste Bodybuilder, den ich je gesehen hatte, zur Tür herein kam und sich mit hartem österreichischen Akzent vorstellte: ›Ich bin Arnold Schwarzenegger, ›Mr. Universum‹‹. Arnold wog damals mehr als 116 kg und war damit schwerer als in seiner gesamten späteren Karriere. Er war nicht definiert, hatte aber unglaublich viel Masse. Im Zeitlupentempo nahm Vince die unangezündete Zigarre, auf der er herumgekaut hatte, aus dem Mund und sprach jenen Satz, der Arnolds Körper für immer verändern sollte: »Für mich siehst du aus wie ein fettes...« [5]

Später bezeichnete Schwarzenegger die Bemerkung Girondas (der übrigens dafür bekannt war, kein Blatt vor den Mund zu nehmen) als einen Glücksfall. Zwar sei er zunächst beleidigt gewesen und habe sich respektlos

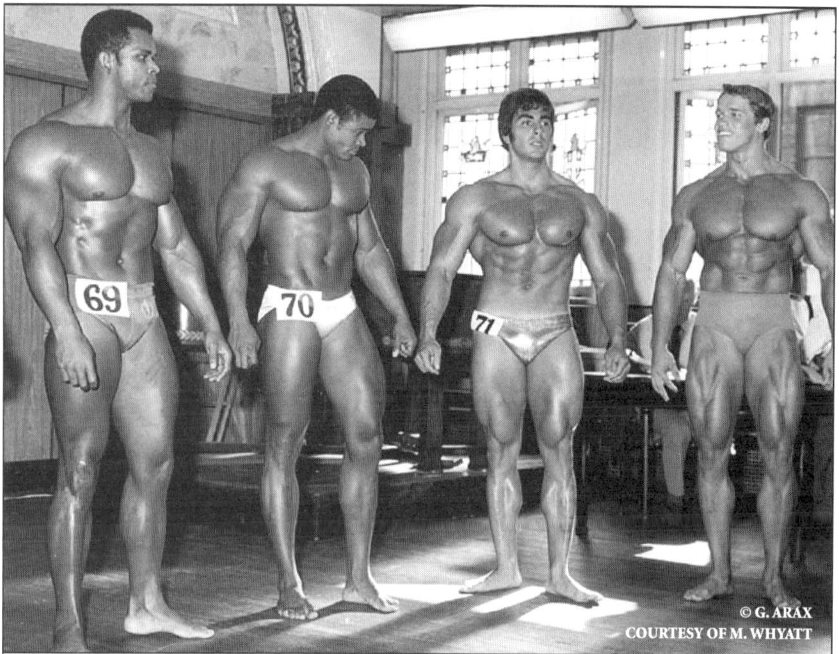

Abb. 21 Im Aufwärmraum beim »Mr. Universum« 1969 (v. l.): Serge Nubret (3. Platz), Jaques Louvier aus Guadeloupe (5.), Dennis Tinnerino aus den USA (2.) und Arnold Schwarzenegger (1.). Nach der derben Kritik von Vince Gironda hatte Schwarzenegger ein ganzes Jahr der Verbesserung seiner Definition gewidmet, was ihm bei diesem Wettkampf einen überlegenen Sieg einbrachte.

behandelt gefühlt. Aber dann habe er erkannt, dass Vince Gironda Recht hatte mit seinem Urteil und dass er dringend an seiner Definition arbeiten musste. [6] Nachdem er dann die Ausprägung seiner Muskulatur auf das gleiche, hohe Niveau gebracht hatte wie seine Muskelmasse, verlor er tatsächlich keinen Wettkampf mehr.

Um seine Spitzenposition zu verteidigen, legte Arnold Schwarzenegger auch in den kommenden Jahren großen Wert darauf, sein Training immer weiter den Notwendigkeiten anzupassen und damit zu verbessern. Nach seinem Umzug in die USA begann Schwarzenegger, verschiedene Intensitätstechniken einzusetzen. Eine seiner bevorzugten Techniken war dabei das Abfälschungsprinzip. Dabei führte er die jeweilige Übung zunächst in betont korrekter Technik aus und vermied während der ersten Wiederholungen sämtliche Schwungkräfte, um den Muskel die ganze Arbeit verrichten zu lassen. Wenn das Gewicht dann einige Wiederholungen später aufgrund der Muskelerschöpfung nicht mehr in der gleichen Weise bewegt werden konnte, begann Schwarzenegger damit, durch so wenig Schwung wie möglich das Gewicht für einige weitere Wiederholungen zu heben.

Als Faustregel für das Abfälschen nannte Schwarzenegger, dass mindestens fünf Wiederholungen in absolut sauberer Technik ausgeführt werden sollten, bevor man mit dem Abfälschen beginnt. Und auch dann solle so wenig Schwung wie möglich verwendet werden. Ein Abfälschen, das bereits mit der ersten Wiederholung beginnt, bezeichnete Schwarzenegger als unangemessen und als ein sicheres Zeichen dafür, dass das verwendete Gewicht zu schwer für die Übung sei. Darüber hinaus riet Schwarzenegger dazu, stets den Grundsatz zu beachten, dass das Abfälschen den Satz insgesamt *schwerer* und nicht leichter machen soll.

Das gemeinsame Aufpumpen antagonistischer Muskeln und gegenüberliegender Körperregionen behielt Arnold Schwarzenegger dagegen auch in weiteren Trainingsphasen bei. Selbst später im Gold's Gym in Venice folgte er mit seinem langjährigen Trainingspartner Franco Columbo manchmal einem ähnlichen Muster, um Abwechslung in das Training zu bringen. So führten sie z.B. keine Supersätze aus, sondern absolvierten beim Brust- und Rückentraining zunächst alle Sätze der ersten Brustübung, dann alle Sätze der ersten Rückenübung. Daran schloss sich die zweite Brustübung an, gefolgt von der zweiten Rückenübung, usw.

Der schnelle Aufstieg zum besten Bodybuilder der Welt und seine erfolgreiche Verteidigung dieser Spitzenposition über Jahre hinweg ist nicht zuletzt darauf zurückzuführen, dass Arnold Schwarzenegger sein Training bereits in Phasen einteilte, als dies im Bodybuilding noch gar nicht üblich war. Sein ehemaliger Trainingspartner John Balik beschreibt Schwarzeneggers Konzept wie folgt: »Sein Zwölf-Monats-Plan war in vier Phasen unterteilt. Das erste Quartal dauerte von Oktober bis Dezember und verfolgte das Ziel der Erholung und Regeneration nach dem ›Mr. Olympia‹. Es folgte keinem festem Plan, sondern bestand hauptsächlich aus lockeren Trainingseinheiten, die vor allem Spaß machen, Körper und Geist regenerieren und das ›Verlangen‹ schüren sollten, im Januar wieder voll loszulegen...« [5]

»In den nächsten drei Monaten – von Januar bis März – trainierte Arnold (...) mit Grundübungen, relativ wenigen Sätzen und maximal vier Trainingseinheiten pro Woche. Manchmal absolvierte er dreimal wöchentlich ein Ganzkörperprogramm oder er splittete sein Programm in ein Oberkörper- und ein Unterkörper-Training, sodass jede Körperpartie zweimal pro Woche an der Reihe war. Keine dieser Trainingseinheiten dauerte länger als 75 Minuten. Zwischen den Sätzen legte er längere Pausen ein und versuchte grundsätzlich, seine Gewichte zu steigern, während er sich, wie es für ihn selbstverständlich war, zwei- bis dreimal pro Woche auf seine schwächste Muskelpartie konzentrierte.« [5]

»Im dritten Quartal, das von April bis Juni dauerte, stieg Arnold auf ein Sechs-Trainingstage-pro-Woche-Programm um, das jede Körperpartie zweimal wöchentlich in die Mangel nahm. Diese Trainingseinheiten nahmen jeweils zwischen 90 Minuten und zwei Stunden in Anspruch und enthielten seine Spezialisierungsübungen. Die letzten drei Monate – Juli bis September – waren Wettkampfvorbereitung pur. Intensität und Dauer seiner Trainingseinheiten schraubte er kontinuierlich höher, bis er zweimal täglich – einmal am Morgen, einmal am Abend – an die Eisen ging und sich jede Körperpartie dreimal pro Woche vorknöpfte. Insgesamt betrug seine Trainingsdauer dann zwei bis drei Stunden am Tag.« [5] Schwarzenegger praktizierte also bereits früh in seiner Karriere, was später als »Periodisierung« Eingang in die Methodik vieler Sportarten finden sollte. Dabei unterteilte er das Trainingsjahr nicht nur in vier verschiedene Abschnitte, sondern passte auch innerhalb dieser Zyklen die Parameter kontinuierlich an. Sein Ziel war es, die Beanspruchung

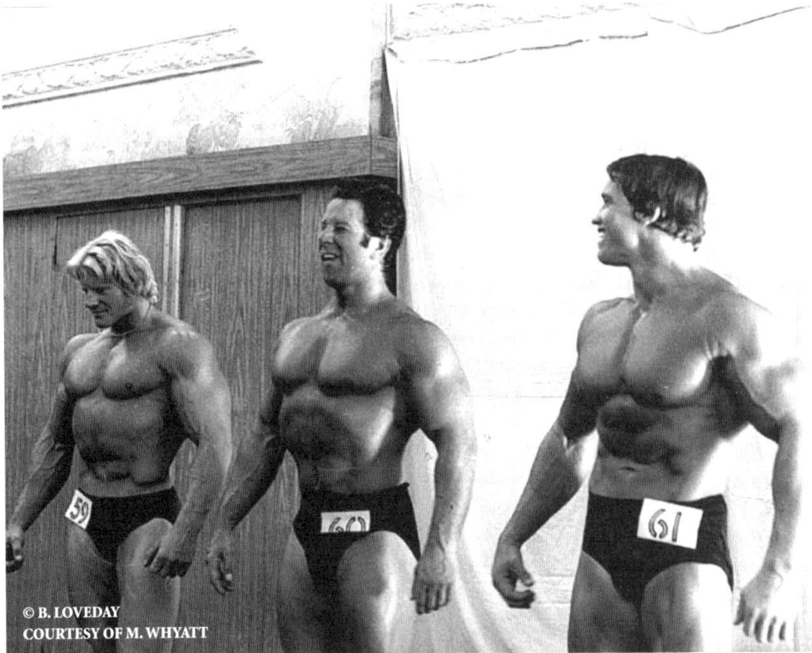

Abb. 22 »Mr. Universum« 1970: Arnold Schwarzenegger tritt zum ersten Mal gegen sein Idol Reg Park an und gewinnt überlegen. Von links: Dave Draper (3. Platz), Reg Park (2.) und Arnold Schwarzenegger (1.).

aus Intensität, Umfang und Dauer progressiv zu steigern und unmittelbar vor dem Wettkampf die größte Gesamtbelastung zu erreichen. Dabei faszinierte er mit seiner Trainingsintensität die übrigen im Gold's Gym trainierenden Bodybuilder, was Frank Zane 1977 mit folgenden Worten beschrieb: »Arnold ist wahrscheinlich der am härtesten trainierende Bodybuilder, den ich kenne. Als er noch an Wettkämpfen teilnahm, trainierte er extrem hart und es war sehr schwer für irgendjemand, mit ihm mitzuhalten, weil er so hart trainierte. Er gab im Training wirklich alles.« [7]

Arnold Schwarzenegger hat im Bodybuilding neue Maßstäbe gesetzt; er war seiner Zeit voraus. Doch wie zuvor schon bei John Grimek wurden die

Neuerungen von vielen Bodybuildern nicht erkannt, obwohl sie sich vor ihren Augen ereigneten. In den Phasen, in denen Schwarzenegger nur zwei- bis dreimal pro Woche und mit geringerem Umfang trainierte, glaubten einige seiner Konkurrenten tatsächlich, Schwarzenegger könne es sich aufgrund seiner Überlegenheit leisten, weniger zu trainieren. Andere – wie Frank Zane – erkannten dagegen den Sinn hinter dieser zyklischen Trainingssteuerung und verfuhren nach dem gleichen Prinzip. »Noch bevor jemand von dem Begriff ›Periodisierung‹ gehört hatte, praktizierte Arnold dieses Konzept bereits. Obwohl er grundsätzlich hart trainierte, war ihm klar, dass kein Mensch das ganze Jahr über mit vielen Sätzen trainieren konnte...« [5]

Das ist ein bislang wenig bekannter Aspekt in der nicht enden wollenden Debatte zwischen Befürworten des Volumentrainings und jenen, die kürzere, aber intensivere Trainingseinheiten vorziehen. Die erfolgreichsten Athleten zeichnen sich auch heute noch dadurch aus, dass sie stets das Beste aus beiden Welten nutzen. Wie fließend die Grenzen zwischen den Vertretern beider Trainingsstile wirklich verliefen, zeigt sich auch am Beispiel Boyer Coes, worauf später noch eingegangen wird. Die übrigen Aspekte von Schwarzeneggers Training und seine Programme aus den folgenden Jahren sind weitgehend bekannt und in mehreren Büchern sowie zahlreichen Zeitschriftenaufsätzen beschrieben worden. Später hatte er sogar eine monatliche Kolumne in der Zeitschrift *Flex*, in der er seine Trainingsstrategien erläuterte.

Sein Training in jungen Jahren und sein früher Periodisierungsansatz, mit dem er den Grundstein für seine jahrelange Dominanz legte, haben lange Zeit nur wenig Beachtung gefunden. Dabei zeigt auch das Beispiel Arnold Schwarzenegger, dass selbst bei besten Anlagen zur Muskelentwicklung weitere Faktoren hinzukommen müssen, die den wahren Champion ausmachen: Der feste Glaube an sich selbst, ein hartnäckiges Verfolgen der selbst gesteckten Ziele und nicht zuletzt eine intelligente Trainingsplanung.

Im Alter von nur 23 Jahren wurde Arnold Schwarzenegger zum ersten Mal »Mr. Olympia« und war damit der jüngste Athlet, der diesen Wettkampf je gewonnen hat. Ein Rekord, der bis heute ungebrochen ist.

Tab. 24 Arnold Schwarzenegger – Ganzkörper-Aufbautraining [5,10]

Montag	Sätze	Wiederholungen
• Schrägbankdrücken	4-5	6-12
• Klimmzüge (verschied. Griffe)	6-7	6-12
• Kniebeugen	5-6	8-12
• Seitheben	4-5	6-12
• Dips mit Gewicht	4-5	6-12
• Langhantelcurls	4-5	6-12
• Wadenheben im Stehen	4-5	6-12

Mittwoch	Sätze	Wiederholungen
• Bankdrücken	5-7	5-10
• Langhantelrudern	4-5	6-12
• Schrägbank-Kurzhantelcurls	4-5	8-12
• Trizepsdrücken	4-5	10-12
• Kreuzheben	4-5	6-12
• Wadenheben im Stehen	4-5	6-12

Freitag	Sätze	Wiederholungen
• Kniebeugen	5-7	6-12
• Bankdrücken	4-5	6-12
• Rudern am Kabel	4-5	6-12
• Seitheben (versch. Varianten)	4-6	6-12
• Scottcurls	4-5	8-12
• Dips	4-5	6-12
• Wadenheben	4-5	6-12

Während des Frühjahrs trainierte Arnold Schwarzenegger drei- bis viermal pro Woche schwer, kurz und überwiegend mit Grundübungen, um die Basis zu schaffen für seine anschließende Wettkampf-Vorbereitungsphase. Das Programm wird entweder als Ganzkörpertraining dreimal pro Woche oder als 2er-Split an vier Tagen pro Woche ausgeführt (siehe folgendes Trainingsprogramm).

Tab. 25 Arnold Schwarzenegger – Aufbautraining im 2er-Split [5,10,6]

Montag: Beine	Sätze	Wiederholungen
• Kniebeugen	4-5	6-12
• Beinpressen	3-4	6-12
• Beincurls	3-4	6-12
• Wadenheben	4-5	6-12

Dienstag: Oberkörper	Sätze	Wiederholungen
• Bankdrücken	4-5	6-12
• Klimmzüge	4-5	6-12
• Schrägbankdrücken	4-5	6-12
• Langhantelrudern	4-5	6-12
• Aufrechtes Rudern	4-5	6-12
• Langhantelcurls	4-5	6-12
• Trizepsdrücken	4-5	6-12
• Curls mit Obergriff	4-5	6-12

Donnerstag: Beine	Sätze	Wiederholungen
• Kniebeugen	8-10	6-12
• Wadenheben	6-8	6-12

Freitag: Oberkörper	Sätze	Wiederholungen
• Bankdrücken	6-8	6-12
• Klimmzüge	6-8	6-12
• Frontheben	4-5	6-12
• Langhantelcurls	4-5	6-12
• Trizepsdrücken	4-5	6-12
• Konzentrationscurls	2-4	6-12

Tab. 26 Arnold Schwarzenegger – Trainingsschwerpunkt Brust (1/2) [5,10,6]

Montag	Sätze	Wiederholungen
• Schrägbankdrücken	4-5	6-12
• Fliegende Bewegungen auf der Schrägbank	4-5	8-12
• Klimmzüge (verschied. Griffe)	6-7	6-12
• Kniebeugen	5-6	8-12
• Seitheben	4-5	6-12
• Dips mit Gewicht	4-5	6-12
• Langhantelcurls	4-5	6-12
• Wadenheben im Stehen	4-5	6-12

Mittwoch	Sätze	Wiederholungen
• Schrägbankdrücken	4-5	6-12
• Fliegende Bewegungen auf der Schrägbank	4-5	8-12
• Langhantelrudern	4-5	6-12
• Kurzhantelcurls auf der Schrägbank	4-5	8-12
• Trizepsdrücken	4-5	10-12
• Kreuzheben	4-5	6-12
• Wadenheben im Stehen	4-5	6-12

Freitag	Sätze	Wiederholungen
• Schrägbankdrücken	4-5	6-12
• Fliegende Bewegungen auf der Schrägbank	4-5	8-12
• Kniebeugen	5-7	6-12

Tab. 26 Arnold Schwarzenegger – Trainingsschwerpunkt Brust (2/2) [5,10,6]

• Rudern am Kabel	4-5	6-12
• Seitheben (versch. Varianten)	4-6	6-12
• Scottcurls	4-5	8-12
• Dips	4-5	6-12
• Wadenheben	4-5	6-12

Arnold Schwarzenegger nutzte die Phase im Frühjahr auch dazu, an seinen schwächeren Muskelpartien zu arbeiten. Er wählte ein bis zwei Übungen für diesen Bereich aus und trainierte den entsprechenden Muskel dann ausschließlich mit diesen Übungen und stellte diese Übungen immer an den Anfang des Trainings, weil er dann noch nicht ermüdet war und den entsprechenden Muskel mit größtmöglicher Intensität trainieren konnte. Hier ein Beispiel des Spezialisierungstrainings mit dem Schwerpunkt auf der oberen Brustmuskulatur.

*

Tab. 27 Arnold Schwarzenegger – Doppelsplit-Training (1/4) [5,6,4]

Tag 1: Brust, Schultern, Rücken	Sätze	Wiederholungen
• Bankdrücken	8	8-3
• Schrägbankdrücken	8	8
• Fliegende Bewegungen	8	8
• Dips	5	10
• Überzüge	5	10
• Klimmzüge	15	15
• Rudern vorgebeugt	15	10
• Nackendrücken	8	8
• Seitheben	8	8
• Seitheben vorgebeugt	8	8

Tag 2: Trizeps, Bizeps, Beine	Sätze	Wiederholungen
• Bankdrücken mit engem Griff	7	8
• Langhantel-Trizepsdrücken im Liegen	7	8
• Kurzhanteldrücken über Kopf	7	10
• Trizepsdrücken am Kabel	7	10
• Langhantelcurls	7	8
• Kurzhantelcurls im Sitzen	7	8
• Einarmige Konzentrationscurls	7	12
• Kniebeugen	5	8
• Frontkniebeugen	5	8
• Sissy-Kniebeugen	5	10
• Beincurls	5	10
• Wadenheben	5	20

Tab. 27 Arnold Schwarzenegger – Doppelsplit-Training (2/4) [5,6,4]

Tag 3: Rücken, Brust, Schultern	Sätze	Wiederholungen
• Klimmzüge	15	15
• Rudern vorgebeugt	15	10
• Schrägbankdrücken	8	8
• Bankdrücken	8	8-3
• Fliegende Bewegungen	8	8
• Dips	5	10
• Überzüge	5	10
• Nackendrücken	8	8
• Seitheben	8	8
• Seitheben vorgebeugt	8	8

Tag 4: Bizeps, Trizeps, Beine	Sätze	Wiederholungen
• Langhantelcurls	7	8
• Kurzhantelcurls im Sitzen	7	8
• Einarmige Konzentrationscurls	7	12
• Bankdrücken mit engem Griff	7	8
• Langhantel-Trizepsdrücken im Liegen	7	8
• Kurzhanteldrücken über Kopf	7	10
• Trizepsdrücken am Kabel	7	10
• Kniebeugen	5	8
• Frontkniebeugen	5	8
• Sissy-Kniebeugen	5	10
• Beincurls	5	10
• Wadenheben	5	20

Tab. 27 Arnold Schwarzenegger – Doppelsplit-Training (3/4) [5,6,4]

Tag 5: Schultern, Brust, Rücken	Sätze	Wiederholungen
• Nackendrücken	8	8
• Seitheben	8	8
• Seitheben vorgebeugt	8	8
• Bankdrücken	8	8-3
• Schrägbankdrücken	8	8
• Fliegende Bewegungen	8	8
• Dips	5	10
• Überzüge	5	10
• Klimmzüge	15	15
• Rudern vorgebeugt	15	10

Tag 6: Trizeps, Bizeps, Beine	Sätze	Wiederholungen
• Bankdrücken mit engem Griff	7	8
• Langhantel-Trizepsdrücken im Liegen	7	8
• Kurzhanteldrücken über Kopf	7	10
• Trizepsdrücken am Kabel	7	10
• Langhantelcurls	7	8
• Kurzhantelcurls im Sitzen	7	8
• Einarmige Konzentationscurls	7	12
• Kniebeugen	5	8
• Frontkniebeugen	5	8
• Sissy-Kniebeugen	5	10
• Beincurls	5	10
• Wadenheben	5	20

Bei diesem Programm trainierte Arnold Schwarzenegger meist zweimal täglich, d.h. er teilte die an einem Tag zu trainierenden Muskelgruppen auf und trainierte z.B. Brust und Schultern morgens und den Rücken abends. Oder er trainierte Brust und Rücken am

Tab. 27 Arnold Schwarzenegger – Doppelsplit-Training (4/4) [5,6,4]

Morgen und die Schultern abends. Auch beim Arm- und Beintraining verfuhr er ähnlich: Entweder trainierte er die Arme morgens und die Beine abends oder er trainierte morgens nur den Bizeps und abends dann Trizeps und Beine. Schwarzenegger variierte sein Training von Anfang an immer wieder, um größtmögliche Abwechslung sicherzustellen und einer Gewöhnung der Muskeln an das Training vorzubeugen. Dies galt auch für das Trainingsvolumen. Nach einem Wettkampf nahm er das Training zunächst mit geringem Volumen wieder auf und schraubte es nach und nach immer höher, bis er bei dem hier abgebildeten Programm angelangt war.

Von Satz zu Satz wird das Gewicht leicht gesteigert und dennoch versucht, die ursprüngliche Wiederholungszahl zu erreichen. Der letzte Satz schließt dann immer mit dem Wiederholungsmaximum ab.

Tab. 28 Arnold Schwarzenegger – Supersatz-Training (1/3) [4]

Mo.: Brust, Schultern, Rücken	**Sätze**	**Wiederholungen**
• Bankdrücken	5	15
im Supersatz mit		
• Klimmzügen	5	15
• Schrägbankdrücken	5	15
im Supersatz mit		
• Langhantelrudern mit weitem Griff	5	15
• Fliegende Bewegungen	5	15
im Supersatz mit		
• Rudern am Kabelzug	5	15
• Überzüge	5	15
• Nackendrücken	5	15
im Supersatz mit		
• Seitheben	5	12-15

Dienstag: Beine und Bauch	**Sätze**	**Wiederholungen**
• Kniebeugen	5	10
im Supersatz mit		
• Beincurls	5	12-15
• Beinstrecken	5	15
im Supersatz mit		
• Ausfallschritten	5	15-20
• Wadenheben im Stehen	5	15
im Supersatz mit		
• Situps	5	20-25
• Wadenheben im Sitzen	5	15
im Supersatz mit		
• Beinheben	5	20-25

Tab. 28 Arnold Schwarzenegger – Supersatz-Training (2/3) [4]

Mittwoch: Bizeps und Trizeps	**Sätze**	**Wiederholungen**
• Trizepsdrücken	5	15
im Supersatz mit		
• Kurzhantelcurls auf der Schrägbank	5	10-12
• Einarmiges Kurzhanteldrücken über Kopf	5	15
im Supersatz mit		
• Scottcurls	5	15
• Bankdrücken mit engem Griff	5	15
im Supersatz mit		
• Konzentrationscurls	5	15
• Langhantelcurls mit Obergriff	5	15
im Supersatz mit		
• Handgelenkscurls	5	15

Donnerstag: Brust und Rücken	**Sätze**	**Wiederholungen**
• Schrägbankdrücken	5	10
im Supersatz mit		
• Langhantelrudern (weiter Griff)	5	15
• Bankdrücken	5	15
im Supersatz mit		
• Klimmzügen	5	15
• Fliegende Bewegungen	5	15
im Supersatz mit		
• Rudern am Kabelzug	5	15
• Überzüge	5	15
• Nackendrücken	5	15
im Supersatz mit		
• Seitheben	5	12-15

Tab. 28 Arnold Schwarzenegger – Supersatz-Training (3/3) [4]

Freitag: Beine und Bauch	Sätze	Wiederholungen
• Kniebeugen	5	10
im Supersatz mit		
• Beincurls	5	12-15
• Beinstrecken	5	15
im Supersatz mit		
• Ausfallschritten	5	15-20
• Wadenheben im Stehen	5	15
im Supersatz mit		
• Situps	5	20-25
• Wadenheben im Sitzen	5	15
im Supersatz mit		
• Beinheben	5	20-25

Samstag: Bizeps und Trizeps	Sätze	Wiederholungen
• Bankdrücken mit engem Griff	5	15
im Supersatz mit		
• Scottcurls	5	15
• Trizepsdrücken	5	15
im Supersatz mit		
• Kurzhantelcurls auf der Schrägbank	5	10-12
• Einarmiges Kurzhanteldrücken über Kopf	5	15
im Supersatz mit		
• Konzentrationscurls	5	15
• Scottcurls	5	15
• Langhantelcurls mit Obergriff	5	15
im Supersatz mit		
• Handgelenkcurls	5	15

Tab. 29 Arnold Schwarzenegger – mod. Antagonisten-Training (1/3) [4,10]

Mo.: Brust, Schultern, Rücken	Sätze	Wiederholungen
• Bankdrücken	5	15
• Klimmzüge	5	15
• Schrägbankdrücken	5	15
• Langhantelrudern mit weitem Griff	5	15
• Fliegende Bewegungen	5	15
• Rudern am Kabelzug	5	15
• Überzüge	5	15
• Nackendrücken	5	15
• Seitheben	5	12-15

Dienstag: Beine und Bauch	Sätze	Wiederholungen
• Kniebeugen	5	10
• Beincurls	5	12-15
• Beinstrecken	5	15
• Ausfallschritte	5	15-20
• Wadenheben im Stehen	5	15
• Situps	5	20-25
• Wadenheben im Sitzen	5	15
• Beinheben	5	20-25

Mittwoch: Bizeps und Trizeps	Sätze	Wiederholungen
• Trizepsdrücken	5	15
• Kurzhantelcurls auf der Schrägbank	5	10-12
• Einarmiges Kurzhanteldrücken über Kopf	5	15

Tab. 29 Arnold Schwarzenegger – mod. Antagonisten-Training (2/3) [4,10]

• Scottcurls	5	15
• Bankdrücken mit engem Griff	5	15
• Konzentrationscurls	5	15
• Langhantelcurls mit Obergriff	5	15
• Handgelenkcurls	5	15
Donnerstag: Brust und Rücken	**Sätze**	**Wiederholungen**
• Schrägbankdrücken	5	10
• Langhantelrudern mit weitem Griff	5	15
• Bankdrücken	5	15
• Klimmzüge	5	15
• Fliegende Bewegungen	5	15
• Rudern am Kabelzug	5	15
• Überzüge	5	15-20
• Nackendrücken	5	10-12
• Seitheben	5	12-15
• Frontheben	5	12-15
Freitag: Beine und Bauch	**Sätze**	**Wiederholungen**
• Kniebeugen	5	10
• Beincurls	5	12-15
• Beinstrecken	5	15
• Ausfallschritte	5	15-20
• Wadenheben im Stehen	5	15
• Situps	5	20-25
• Wadenheben im Sitzen	5	15
• Beinheben	5	20-25

Tab. 29 Arnold Schwarzenegger – mod. Antagonisten-Training (3/3) [4,10]

Samstag: Bizeps und Trizeps	Sätze	Wiederholungen
• Trizepsdrücken	5	15
• Kurzhantelcurls auf der Schrägbank	5	10-12
• Einarmiges Kurzhanteldrücken über Kopf	5	15
• Scottcurls	5	15
• Bankdrücken mit engem Griff	5	15
• Konzentrationscurls	5	15
• Langhantelcurls mit Obergriff	5	15
• Handgelenkcurls	5	15

Das sog. modifizierte Antagonisten-Training Arnold Schwarzeneggers, das er meist mit seinem Trainingspartner Franco Columbo absolvierte, war so angelegt, dass antagonistisch arbeitende Muskeln wie Bizeps und Trizeps oder Beinstrecker und Beinbeuger in einer Trainingseinheit belastet werden. Allerdings wird nicht wie beim Supersatz-Training abwechselnd ein Satz für den Bizeps und dann ein Satz für den Trizeps ausgeführt, sondern man absolviert zuerst alle Sätze einer Übung, und dann alle Sätze einer Übung für den Antagonisten-Muskel. Das Antagonisten-Training steht damit im Gegensatz zum Push-Pull-Training. Beim Push-Pull-Training werden die Muskelgruppen so über die Trainingstage verteilt, dass die synergistisch arbeitenden Muskeln, z.B. Brust, Schultern, Trizeps in einer Trainingseinheit zusammen trainiert werden, damit sie am nächsten Tag (wenn z.B. Rücken und Bizeps trainiert werden) möglichst wenig belastet werden. Beim Antagonistentraining ging Arnold Schwarzenegger also den entgegengesetzten Weg und trainierte jeweils antagonistische Muskeln zusammen. Das führte zu einem starken Blutfluß in die trainierte Muskulatur. Dieses »Aufpumpen« wird von vielen Athleten als besonders angenehm empfunden; vor allem deshalb, weil die Muskulatur dann extrem angespannt und hart erscheint.

*

KAPITEL 10

SERGE NUBRET
DER SCHWARZE PANTHER

Serge Nubret wurde am 6. Oktober 1938 auf der Insel Guadeloupe geboren. Als er zwölf Jahre alt war, wanderte seine Familie nach Frankreich aus. Dort studierte er Jura, kehrte aber nach dem Studium zunächst nach Guadeloupe zurück, um dem Wehrdienst während des französisch-algerischen Krieges zu entgehen. Schon in seiner Jugend war Nubret ein herausragender Athlet. Er war ein sehr guter Läufer (den 100-Meter-Sprint schaffte er in 10,5 Sekunden) und ein beachtlicher Kugelstoßer. [1] Nach seiner Rückkehr nach Guadeloupe begann er mit dem Bodybuilding und gewann innerhalb eines Jahres den nationalen Bodybuilding-Titel »Mr. Guadeloupe«, den er im Jahr darauf ein zweites Mal erringen konnte.

Serge Nubrets Training war in gewisser Weise einzigartig, da er – abgesehen von einigen kleinen Variationen – mit demselben Trainingsprogramm mehr als 50 Jahre lang Erfolg hatte. Nubret trainierte von Anfang an sechs Tage in der Woche, lediglich der Sonntag war trainingsfrei. Jede Muskelgruppe wurde zweimal pro Woche direkt trainiert. Auch die Übungen für den jeweiligen Muskel waren in der Regel dieselben, außer wenn er auf Reisen war und in fremden Studios trainieren musste, wo er andere Geräte vorfand. Die Aufteilung des Trainings wurde hin und wieder variiert. So wurden die Beine entweder am gleichen Tag wie der Rücken trainiert, oder zusammen mit der Brust oder den Armen.

Eine weitere Besonderheit von Serge Nubrets Training bestand darin, dass er zwar ausgesprochen stark war, aber nie mit wirklich hohen Gewichten trainierte. Beim Bankdrücken z.B. drückte er vor Zeugen wiederholt mehr als 200 kg [1], tat dies aber nur, um zu demonstrieren, dass er durchaus in der Lage war, solche Gewichte zu bewältigen. Das wurde nämlich immer wieder angezweifelt, weil er in seinen Trainingseinheiten nur sehr leichte Gewichte verwendete. Er selbst bemerkte dazu: »Ich konnte Bankdrücken mit 225 kg ausführen, aber bei den vielen Sätzen, die ich machte, war es unmöglich, schwere Gewichte zu verwenden. Also nahm ich beim Bankdrücken nur 70 bis 100 kg«. [2] Nubret führte von jeder Übung zahlreiche Sätze aus (in der Regel sechs bis acht) und zwischen zwölf und 20 Wiederholungen pro Satz. Vor Wettkämpfen waren es beim Bankdrücken sogar mindestens 20 Sätze mit je 20 Wiederholungen. Es liegt auf der Hand, dass er dabei nur relativ leichte Gewichte verwenden konnte. Aufgrund des sehr hohen Trainingsvolumens hielt er auch die Intensität gezielt niedrig, d.h. er trainierte höchstens bis zum Wiederholungsmaximum, aber nie bis zum Punkt des momentanen Muskelversagens. Er verzichtete auch auf Intensitätstechniken.

Eine weitere Besonderheit seines Trainings bestand darin, dass er alle Übungen, bei denen ein Gewicht über Kopf gedrückt werden musste, im Sitzen ausführte (Frank Zane hatte ja zeitweilig gezielt die stehende Ausführung verwendet). Dahinter steckte jedoch kein tieferer Sinn, sondern es war einfach darauf zurückzuführen, dass Serge Nubrets erstes Studio nur eine Deckenhöhe von knapp 1,90 m hatte, sodass er sich mit seiner Körpergröße von 1,78 m zwar problemlos bewegen konnte, Überkopfbewegungen im Stehen aber nicht möglich waren. Sein eigenes Studio, das er einige Jahre später eröffnete, hatte dann eine übliche Deckenhöhe, sodass er die Übungen dann auch im Stehen hätte ausführen können. Aus Gewohnheit behielt er aber die sitzende Variante bei.

Abb. 23 Serge Nubret in der Form, die ihm (hinter Arnold Schwarzenegger) den zweiten Platz beim »Mr. Olympia« 1975 einbrachte.

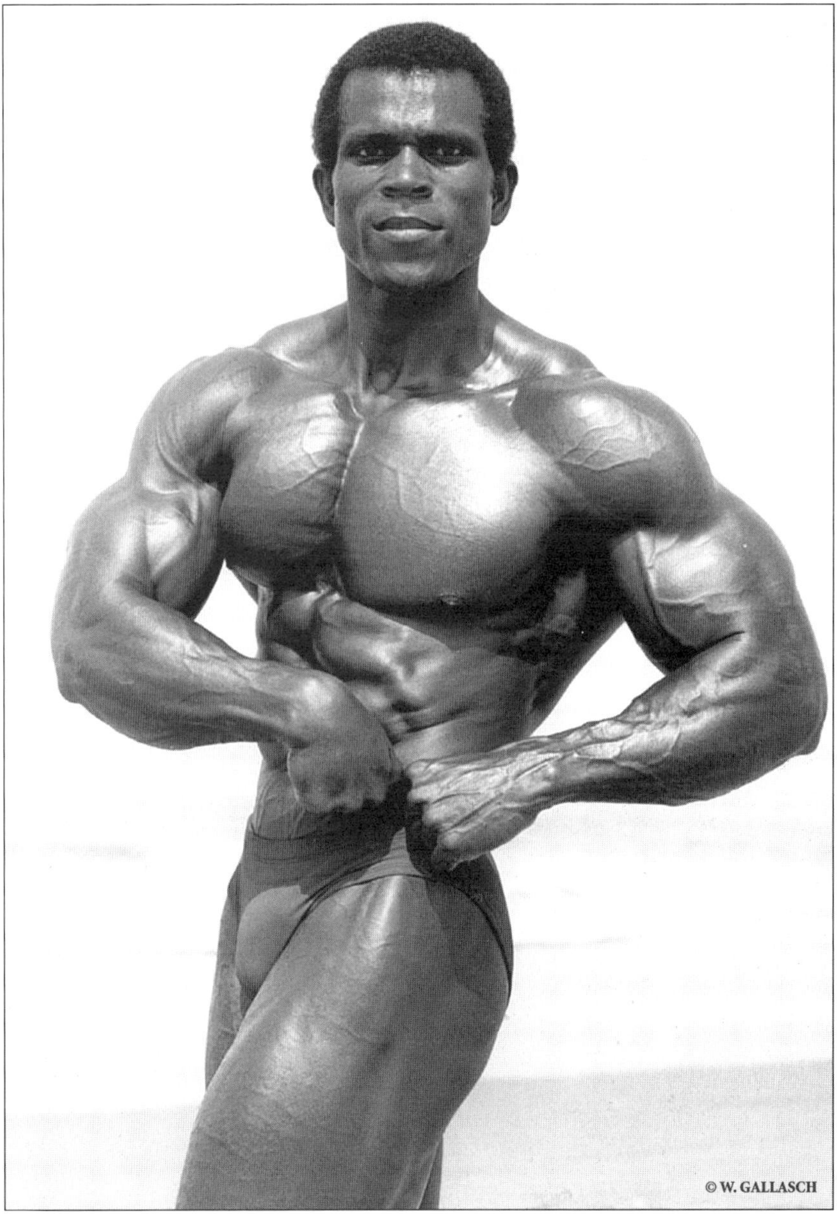
© W. GALLASCH

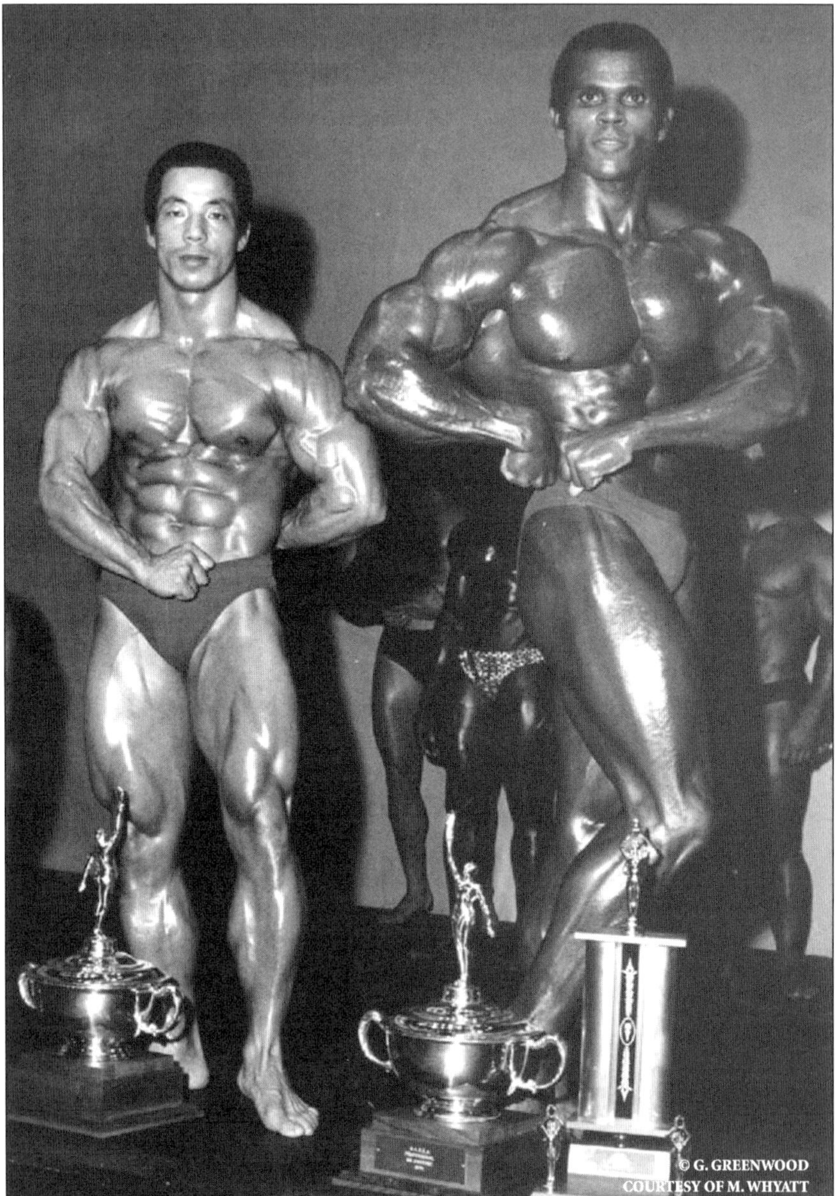
© G. GREENWOOD
COURTESY OF M. WHYATT

Serge Nubret machte mit seinem Trainingsprogramm beachtliche Fortschritte und gewann nicht nur zweimal in Folge den »Mr. Guadeloupe«, sondern auch den »Mr. Europe« und den »Mr. Universum«-Titel. Beim »Mr. Olympia« belegte er mehrfach den zweiten Platz, gleich hinter Arnold Schwarzenegger.

Vor allem aber widerlegte Serge Nubret die Annahme, man müsse unbedingt schwere Gewichte verwenden, um im Bodybuilding erfolgreich zu sein. Mit Trainingsgewichten von 70 bis 100 kg beim Bankdrücken stemmte er gerade einmal die Hälfte von dem, was viele seiner Konkurrenten auflegten! Unvergessen ist auch seine Begegnung mit Arnold Schwarzenegger im Aufwärmraum des »Mr. Olympia« 1975, als Nubret voller Zuversicht war, Schwarzenegger besiegen zu können. Als die beiden im Aufwärmraum aneinander vorbeigingen, gaben sie sich die Hand und Nubret sagte: »It looks as if I can beat you this year...« (Es sieht so aus, als könnte ich dich dieses Jahr schlagen), worauf Schwarzenegger entgegnete: »Keep looking...« (Guck' weiter). [3]

Serge Nubret war von 1970 bis 1975 zweiter Vorsitzender der IFBB Europe, überwarf sich aber später mit dem Verband und wurde Mitbegründer eines neuen Verbandes, der WABBA. Trotz seiner beachtlichen Erfolge war über Nubret weniger in den Bodybuilding-Magazinen zu lesen als über andere Athleten seiner Zeit. Das ist wohl auch darauf zurückzuführen, dass Nubret in all den Jahren sein Programm kaum veränderte, sodass es über sein Training wenig Neues zu berichten gab. Ein weiterer Grund war seine Ernährung. Nubret war bekannt dafür, große Mengen proteinreicher Nahrungsmittel zu verzehren, vor allem Meeresfrüchte, Fisch und Fleisch sowie viel Gemüse und Obst. Deshalb ließ sich mit Nubret auch nur schlecht Werbung für Nahrungs-

---

Abb. 24 »Mr. Universum« 1976: Serge Nubret aus Frankreich (rechts) gewinnt überlegen die Größenklasse 1 bei den Profis und den Gesamtsieg. Neben ihm der Sieger der Größenklasse 3 der Amateure, der Japaner Sigeru Sugita.

konzentrate machen. Jeder wusste schließlich, dass er die nötigen Nährstoffe ganz überwiegend aus der Nahrung bezog und Nahrungsergänzungen nur so verwendete, wie der Name schon nahe legt, nämlich als gelegentliche Ergänzung.

Auch aus einem anderen Grund war er an regelmäßigen Berichten in den einschlägigen Magazinen wenig interessiert. Im Gegensatz zu anderen Bodybuildern seiner Zeit, die auf Werbeeinnahmen für Sportartikel oder Nahrungsergänzungen als wichtige Geldquelle angewiesen waren, konnte Nubret es sich erlauben, so etwas abzulehnen. Er war finanziell unabhängig, da er als Schauspieler gut beschäftigt war. Nubret spielte in mehr als 25 französischen Filmen mit und hatte später eine Rolle in einer 60-teiligen Serie. Außerdem besaß er ein eigenes Fitness-Studio, das nicht nur zahlenden Mitgliedern offen stand, sondern in dem er auch selbst trainierte.

Wenn er aufgrund von Dreharbeiten eine Trainingspause einlegen musste, begann er anschließend wieder mit seinem üblichen Trainingsprogramm, fing dabei aber zunächst mit einem geringeren Volumen an und steigerte dann schrittweise die Zahl der Sätze, bis er wieder bei seinem üblichen Umfang angelangt war. So gesehen setzte er auch auf eine gewisse Periodisierung, obwohl sich die Platzierung der weniger anstrengenden Trainingseinheiten eher nach den Filmterminen richtete als nach einer strikten Trainingsplanung.

Serge Nubret verfolgte sicherlich eines der ungewöhnlichsten Trainingsprogramme im Bodybuilding, bedenkt man die geringe Intensität und das extrem hohe Volumen. Für ihn hat es sich offensichtlich bestens bewährt. Nubret hat jedoch stets betont, dass dieses Programm perfekt auf seine Situation zugeschnitten sei, aber dass nicht jeder damit so gute Fortschritte erzielen würde wie er. Die Gründe dafür liegen auf der Hand: Durch seine finanzielle Unabhängigkeit als gutbezahlter Filmstar musste er keiner körperlich anstrengenden beruflichen Tätigkeit nachgehen. Regelmäßige Trainingspausen während der Dreharbeiten verhinderten, dass er übertrainierte. Und das eigene Fitness-Studio erlaubte ihm größte Flexibilität bei der zeitlichen Planung seines Trainings – längere Anfahrtswege oder die Bindung an bestimmte Öffnungszeiten gab es für ihn nicht.

Großes Aufsehen erregte Serge Nubret noch einmal im Oktober 2008, als er anlässlich seines 70. Geburtstages einige Gastauftritte absolvierte und sich dabei in einer für einen Mann seines Alters unglaublichen Form präsentierte. Neben Bill Pearl kann Serge Nubret daher als gutes Beispiel dafür dienen, dass Bodybuilding in jedem Alter als Leistungssport betrieben werden kann. Im Gegensatz zu so vielen anderen Sportarten, bei denen dem Athleten nur ein kurzes Zeitfenster für echte Höchstleistungen verbleibt, ist es dem Bodybuilder möglich, sich auch im fortgeschrittenen Alter immer weiter zu verbessern. Jene Muskelhärte, die älteren Athleten aufgrund von oft jahrzehntelangem Training möglich ist, kann ein Newcomer selten vorweisen, egal über wie viel Muskelmasse er verfügt. Doch selbst diese Regel des Bodybuildings ist nicht in Stein gemeißelt; auch hier gibt es immer wieder Ausnahmen, wie das folgende Kapitel zeigt.

*

Tab. 30 Serge Nubret – Standard-Programm (1/3) [1,2]

Tag 1: Brust und Quadrizeps	Sätze	Wiederholungen
• Kniebeuge	8	12-20
• Beinpressen	6	12-20
• Beinstrecken	6	12-20
• Bankdrücken	6	12-20
• Fliegende Bewegungen	8	12-20
• Schrägbankdrücken	6	12-20
• Fliegende Bewegungen auf der Schrägbank	6	12-20
• Kurzhantel-Überzüge	6	12-20

Tag 2: Rücken, Beinbeuger	Sätze	Wiederholungen
• Klimmzüge	6	12-20
• Latziehen in den Nacken	8	12-20
• Latziehen zur Brust	6	12-20
• Langhantelrudern	6	12-20
• Beincurls im Liegen	8	15-20
• Beincurls im Stehen	8	15-20

Tag 3: Schultern, Arme, Waden	Sätze	Wiederholungen
• Nackendrücken im Sitzen	6	12-20
• Frontheben mit Kurzhanteln	6	15-20
• Aufrechtes Rudern	6	12-20
• Seitheben am Kabel	6	15-20
• Bizepscurls am Kabel	8	12-20
im Supersatz mit		
• Trizepsdrücken am Kabel	8	12-20

Tab. 30 Serge Nubret – Standard-Programm (2/3) [1,2]

• Langhantelcurls *im Supersatz mit*	8	12-20
• Dips	8	12-20
• Wadenheben im Stehen	8	12-20
• Wadenheben im Sitzen	8	12-20

Tag 4: Brust, Quadrizeps	Sätze	Wiederholungen
• Bankdrücken	6	12-20
• Fliegende Bewegungen	8	12-20
• Schrägbankdrücken	6	12-20
• Fliegende Bewegungen auf der Schrägbank	6	12-20
• Kurzhantel-Überzüge	6	12-20
• Kniebeuge	8	12-20
• Beinpressen	6	12-20
• Beinstrecken	6	12-20

Tag 5: Rücken, Beinbeuger	Sätze	Wiederholungen
• Beincurls im Liegen	8	15-20
• Beincurls im Stehen	8	15-20
• Klimmzüge	6	12-20
• Latziehen in den Nacken	8	12-20
• Latziehen zur Brust	6	12-20
• Langhantelrudern	6	12-20

Tag 6: Brust und Quadrizeps	Sätze	Wiederholungen
• Nackendrücken im Sitzen	6	12-20
• Frontheben mit Kurzhanteln	6	15-20

Tab. 30 Serge Nubret – Standard-Programm (3/3) [1,2]

• Aufrechtes Rudern	6	12-20
• Seitheben am Kabel	6	15-20
• Bizepscurls am Kabel	8	12-20
im Supersatz mit		
• Trizepsdrücken am Kabel	8	12-20
• Langhantelcurls	8	12-20
im Supersatz mit		
• Dips	8	12-20
• Wadenheben im Stehen	8	12-20
• Wadenheben im Sitzen	8	12-20

Trainiert wird an sechs Tagen pro Woche. Alle Übungen werden höchstens bis zum Wiederholungsmaximum oder bis kurz davor ausgeführt, d.h. so, dass noch ein bis zwei Wiederholungen möglich wären. Kein Satz geht bis zum Muskelversagen und Intensitätstechniken finden keine Anwendung.

Dieses Programm wird das ganze Jahr hindurch ausgeführt. Allerdings legte Serge Nubret mindestens einmal im Jahr eine längere Trainingspause ein, z.B. wenn er mit Dreharbeiten zu einem Film beschäftigt war. Nach diesen Trainingspausen arbeitete er mit seinem üblichen Programm weiter, begann aber zunächst mit nur drei Sätzen pro Übung und steigerte die Anzahl der Sätze dann kontinuierlich, bis die vorgegebene Satzzahl erreicht war.

Das Training von Serge Nubret galt selbst in den Hochzeiten des Volumentrainings als außergewöhnlich. Er hielt sich strikt an bestimmte Vorgaben: sehr leichte Gewichte, mindestens zwölf Wiederholungen, viele Sätze, tägliches Training. Von Serge Nubret ist bekannt, dass er nur mit 30-50 % seines Maximalgewichts trainierte; selbst beim Bankdrücken verwendete er nie mehr als 100 kg, obwohl er gut das Doppelte bewältigen konnte. Das mag auf den ersten Blick befremden, doch nichts führt so schnell zu Verletzungen wie der Einsatz schwerer Gewichte. Unter diesem Aspekt war das Training des Wettkampf-Athleten Nubret vorbildlich.

*

KAPITEL 11

CASEY VIATOR
HOCHINTENSIVES TRAINING

Bei der Wahl zum »Mr. America« 1970 belegte der damals 18-jährige Casey Viator einen respektablen dritten Platz, hatte aber gegen seine älteren Konkurrenten, die ihm viele Trainingsjahre voraus waren, keine wirkliche Chance auf den Sieg. Er hinterließ aber einen so guten Eindruck, dass ihm in den Bodybuilding-Magazinen mit einigen weiteren Jahren Training eine glänzende Zukunft vorausgesagt wurde.

Doch schon ein Jahr später, beim »Mr. America« 1971, schockierte der gerade einmal 19 Jahre alte Casey Viator die gesamte Konkurrenz. Er gewann nicht nur in überlegener Manier den Gesamtsieg, sondern zusätzlich noch die Auszeichnungen für die »besten Arme«, die »beste Brust«, den »besten Rücken« und für die »besten Beine«. Kurz gesagt: Er räumte bei diesem prestigeträchtigen Wettkampf ab, was es an Trophäen zu gewinnen gab.

Natürlich wollte jeder wissen, wie ein erst 19-jähriger sich innerhalb eines Jahres so verbessern konnte, dass er weitaus ältere Bodybuilder mit viel mehr Trainingsjahren derart überlegen besiegen konnte. Die Antwort ließ seine Konkurrenten kopfschüttelnd zurück: Während die meisten der Wettkämpfer das damals übliche Doppelsplit-Training mit zwei Trainingseinheiten pro Tag ausführten, hatte Viator nur dreimal pro Woche für jeweils eine Stunde trainiert. Obwohl viele der anderen Wettkämpfer ihm zehn oder noch mehr Trainingsjahre voraus hatten und Woche für Woche achtmal so viel Zeit für das Training aufbrachten wie Viator, hatte er hinsichtlich des Muskelaufbaus innerhalb eines Jahres alle anderen überholt. Nun wollten alle hinter sein Geheimnis kommen, doch ein Geheimnis gab es bei seinem Training nicht, wohl aber eine damals neue Trainingsmethode, das Hochintensitätstraining, kurz: HIT. Diese Trainingsmethode basierte darauf, dass kurz, selten und intensiv trainiert wurde. Damit entsprach die Trainingsmethodik des HIT ziemlich genau dem Gegenteil der damals üblichen Trainingsweise. [1]

Man ging damals in jedem Satz höchstens bis zum Wiederholungsmaximum oder blieb sogar darunter. D.h. mit einem Gewicht, das man zwölfmal heben konnte, wurden auch höchstens zwölf Wiederholungen ausgeführt, manchmal sogar weniger. Dafür brauchte es von jeder Übung mehrere Sätze und für jede Muskelgruppe mehrere Übungen. Beim HIT dagegen wurde (nach einem gründlichen Aufwärmen) nur ein Satz pro Übung ausgeführt. Doch dieser eine Satz führte bis zum momentanen Muskelversagen, also jenem Punkt, an dem der Muskel so erschöpft ist, dass die Wiederholung nicht mehr abgeschlossen werden kann. So endete z.B. ein Bizepscurl, wenn das Gewicht nur noch wenige Zentimeter gehoben werden konnte.

Darüber hinaus führte man die Bewegungen beim HIT betont langsam und kontrolliert aus, sodass das Gewicht ausschließlich durch die Kontraktion des Zielmuskels und nicht durch Schwungkräfte bewegt wurde. Durch die Anwendung sog. Intensitätstechniken konnte man beim HIT sogar über den Punkt des momentanen Muskelversagens hinaus trainieren. Eine heute noch gern genutzte Intensitätstechnik, die damals für das HIT entwickelt wurde, waren Intensivwiederholungen mit Partnerhilfe. Man trainierte zunächst bis zum Punkt des momentanen Muskelversagens und anschließend half ein Trainingspartner gerade soviel, dass man die Wiederholung noch abschließen konnte. Daran schloss sich eventuell noch eine weitere Wiederholung mit Partnerhilfe an.

Abb. 25 Mit nur drei kurzen Trainingseinheiten pro Woche zum Triumph beim »Mr. America«: HIT-Pionier Casey Viator 1978.

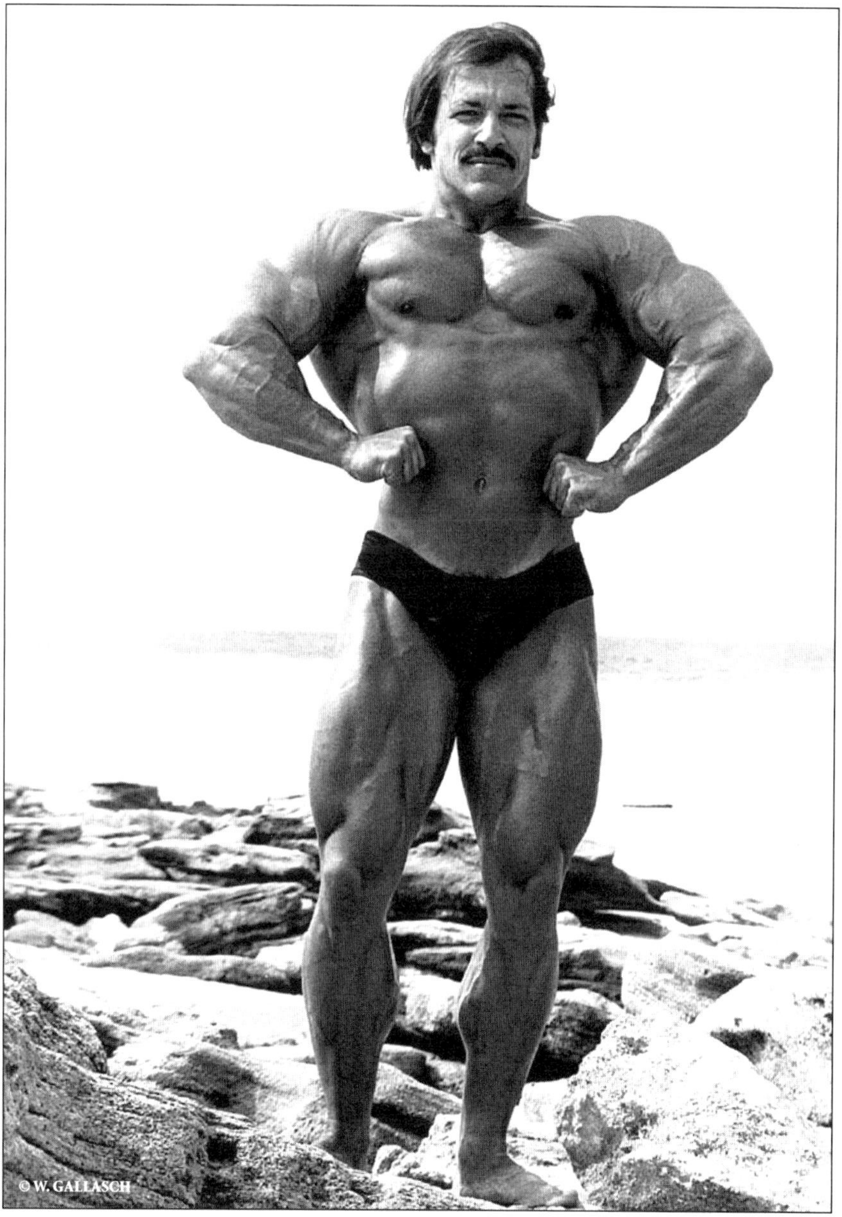
© W. GALLASCH

Das Training von Casey Viator wurde ausführlich dokumentiert. Ein gutes Beispiel dafür liefert das sog. Colorado-Experiment. Viator hatte durch die Folgen eines Arbeitsunfalls längere Zeit nicht trainieren können und dadurch mehr als 20 kg Muskelmasse verloren. Damals wurde Viator von Arthur Jones trainiert, der beweisen wollte, dass ein HIT mit den von ihm vertriebenen Nautilus-Trainingsgeräten die beste Form des Trainings war. Beim Colorado-Experiment wurden alle Trainingseinheiten gewissenhaft dokumentiert, z.T. sogar gefilmt und die körperlichen Veränderungen von Wissenschaftlern gemessen und analysiert.

Während des Experiments trainierte Casey Viator insgesamt nur zwölfmal, dafür aber jeweils hochintensiv. Dabei gelang es ihm, innerhalb eines Monats die zuvor verlorene Muskelsubstanz wieder aufzubauen und dabei sogar noch Fett zu verlieren, was insgesamt einer Zunahme an fettfreier Körpermasse von 27 kg gleichkam. Das alles innerhalb eines Monats, mit nur zwölf Trainingseinheiten! Dabei trainierte Viator jeweils den ganzen Körper und begann in der Regel mit dem Beintraining, weil es die größten Muskelgruppen des Körpers ansprach und entsprechend viel Energie erforderte.

In diesem Zusammenhang wurde auch Casey Viators »9-Minuten-Beintraining« bekannt. Die Trainingsprotokolle des Colorado-Experiments hatten ergeben, dass Viators Beintraining meist nur neun Minuten dauerte; daher diese Bezeichnung. Er begann sein Beintraining fast immer mit dem Beinpressen, wobei er versuchte, auf 20 Wiederholungen zu kommen. Anschließend pausierte er nur so lange, wie er brauchte, um von der Beinpresse zur Beinstreck-Maschine zu gehen. Auch hier versuchte er, auf 20 Wiederholungen zu kommen. Im Anschluss an das Beinstrecken folgte gleich ein Satz Langhantelkniebeugen mit zehn bis 20 Wiederholungen und darauf folgte ohne Pause ein Satz Beinbeugen mit 15 bis 20 Wiederholungen. Kleine Variationen waren möglich; manchmal absolvierte Viator das Beinbeugen vor den Kniebeugen, an anderen Tagen ersetzte er das Beinbeugen durch Kreuzheben mit (fast) gestreckten Beinen. Den Abschluss des Beintrainings bildete stets ein Satz Wadenheben, wobei wiederum mindestens 20 Wiederholungen angepeilt wurden. Insgesamt bestand Casey Viators Ganzkörpertraining aus weniger als 20 Übungen, von denen er jeweils einen hochintensiven Satz ausführte. Wenn er das Gefühl hatte, dass er sich von der vorangegangenen Trainingseinheit noch nicht ausreichend erholt hatte, reduzierte er die Trainingshäufigkeit auf zweimal pro Woche.

Casey Viators Erfolg trug viel zur Verbreitung des HIT-Systems bei. Er förderte das HIT auch noch auf andere Weise, indem er nämlich Mike Mentzer, der bis dahin noch nie einen Wettkampf hatte gewinnen können, für das HIT interessierte. Casey Viator erzählte Mentzer von seinem Training und gab ihm die Telefonnummer von Arthur Jones, seinem Mentor und Hersteller der Nautilus-Trainingsgeräte. Nach einem nächtlichen Telefonat mit Jones war Mentzer von der Überlegenheit des HIT überzeugt und wurde zu seinem engagiertesten Vertreter.

*

Tab. 31 Casey Viator – 9-Minuten-Beintraining (HIT) [2]

Übung	Sätze	Wiederholungen
• Beinpressen	1	20
• Beinstrecken	1	15
• Beincurls	1	15-20
• Kniebeugen	1	10-20
• Wadenheben	1	20

Das 9-Minuten-Beintraining von Casey Viator besteht aus nur fünf Übungen, die alle bis zum Muskelversagen ausgeführt werden. Viator war berühmt dafür, einen Satz erst dann zu beenden, wenn er das Gewicht nicht einen Jota mehr bewegen konnte. Zunächst wärmte er sich leicht auf, dann begann er mit dem Beinpressen, an das sich ohne Pause ein Satz Beinstrecken anschloss. Danach brauchte Casey Viator meist eine Minute, bis er wieder soweit bei Atem war, dass er die Beincurls ausführen konnte, an die sich dann unmittelbar ein Satz Kniebeugen anschloss. Den Abschluss des Trainings bildete ein hochintensiver Satz Wadenheben.

Durch die sehr knappen Pausen zwischen den Sätzen ist dieses Beinprogramm unglaublich intensiv und (in dieser Schnelligkeit durchgeführt) nur erfahrenen Athleten zu empfehlen.

Dieses Beinprogramm war auch Bestandteil des HIT-Programms, mit dem Casey Viator während des Colorado-Experiments in vier Wochen 27 kg Muskelmasse aufbaute.

*

Tab. 32 Casey Viator – Standard-HIT [2]

Übung	Sätze	Wiederholungen
• Beinpressen	1	25
• Beinstrecken	1	10-15
• Kniebeugen	1	10-15
• Kreuzheben	1	10-15
• Wadenheben	1	15-20
• Überzüge	1	15-20
• Latziehen in den Nacken	1	12-15
• Klimmzüge zur Brust	1	8-12
• Seitheben	1	12-15
• Nackendrücken	1	8-12
• Bankdrücken	1	8-12
• Kabelziehen über Kreuz	1	12-15
• Schrägbankdrücken	1	8-12
• Schulterheben	1	12-15
• Scottcurls	1	8-12
• Hammercurls mit Kurzhanteln	1	8-12
• Trizepsdrücken	1	12-15
• Dips	1	8-12

Casey Viator trainierte den ganzen Körper in einer Trainingseinheit, zwei- bis dreimal pro Woche. Die Reihenfolge der Übungen wurde in der Regel so gewählt, dass zuerst die Beine trainiert wurden, dann der Rücken, die Schultern, die Brust und die Arme. Diese Reihenfolge entstand aus der Überlegung, dass die großen Muskeln innerhalb einer Trainingseinheit zuerst gefordert werden müssen, weil gegen Ende des Trainings die Energie dafür fehlen könnte. Eine Ausnahme machte Viator, indem er die Schultern vor der Brust trainierte, wie von Steve Reeves empfohlen. Bauchübungen wurden nur von Zeit zu Zeit ins Programm aufgenommen, da Viator die Erfahrung gemacht hatte, dass sich seine Bauchmuskeln auch ohne direktes Training gut entwickeln. Schließlich wurden sie bei seinem hochintensiven Training zur Aufrechterhaltung der Körperspannung eingesetzt, was eine starke Kontraktion der Bauchmuskeln zur Folge hatte.

Tab. 33 Casey Viator – HIT-Training vom 10. Juni 1971 (1/2) [2]

Übung	Sätze	Wiederholungen	mit
• Beinpressen	1	20	750 Pfund
• Beinstrecken	1	20	225 Pfund
• Langhantelkniebeuge	1	13	502 Pfund
Zwei Minuten Pause, dann...			
• Beincurls	2	12	175 Pfund
• Wadenheben auf einem Bein mit Kurzhantel in der Hand	3	15	40 Pfund
• Überzüge an der Maschine	1	11	400 Pfund
• Latziehen in den Nacken	1	10	200 Pfund
• Rudern an der Maschine	1	10	200 Pfund
• Klimmzüge in den Nacken	1	10	210 Pfund
Zwei Minuten Pause, dann...			
• Seitheben	1	9	40 Pfund
• Nackendrücken	1	10	185 Pfund
Zwei Minuten Pause, dann...			
• Langhantelcurls	1	8	110 Pfund
• Klimmzüge mit engem Untergriff	1	12	Körpergewicht
Zwei Minuten Pause, dann...			
• Trizepsdrücken	1	9	125 Pfund
• Dips	1	22	Körpergewicht

Im Gegensatz zu anderen Bodybuildern, die zunächst mit HIT soviel Muskelmasse wie möglich aufbauten und dann vor Wettkämpfen das Trainingsvolumen deutlich erhöhten, um das Unterhautfettgewebe zu verbrennen, blieb Casey Viator bis zum Wettkampftag bei seinem HIT-Programm. Die folgende Trainingseinheit absolvierte Casey Viator zwei Tage vor dem »Mr. America« 1971 vor interessierten Zuschauern, darunter Dr. Ellington Darden,

Tab. 33 Casey Viator – HIT-Training vom 10. Juni 1971 (1/2) [2]

der alles protokollierte. Darden notierte alle Wiederholungszahlen, Pausenlängen und die Höhe der verwendeten Gewichte in Pfund (22 Pfund entsprechen zehn Kilogramm). Viator legte nur zwischen den Übungen eine Pause ein, bei denen es hier notiert ist. Die sonstigen Unterbrechungen zwischen den Übungen dauerten nur so lange, wie es nötig war, um von einem Gerät zum nächsten zu gelangen.

*

KAPITEL 12

MIKE & RAY MENTZER HEAVY DUTY

Mike Mentzer (1951-2001) sollte in den folgenden Jahren zum bekanntesten Vertreter des HIT werden. Er selbst schilderte seinen Wechsel zum hochintensiven Training nach dem nächtlichen Telefonat mit Arthur Jones folgendermaßen: »Sein leidenschaftlicher Vortrag machte so viel Eindruck auf mich, dass meine Müdigkeit sich nach und nach verflüchtigte. Über eine Stunde lauschte ich mit gespannter Aufmerksamkeit seinen höchst sachlichen und objektiven Erklärungen über den Zusammenhang von Ursache und Wirkung zwischen intensivem Training und Muskelaufbau und warum in Anbetracht der Tatsache, dass der Körper nur in begrenztem Maße solch hartes Training verkraften kann, Intensivtraining kurz sein muss und weniger häufig durchzuführen ist.« [1]

»Bevor Jones mit seiner Rede fertig war, hatte ich erkannt, dass ich nicht der Bodybuildingexperte war, der ich zu sein glaubte. Tatsächlich wusste ich über Training nicht allzu viel. Sich Trainingsprogramme aus Bodybuildingzeitschriften zu merken, macht einen eben noch lange nicht zum Experten. Erstmals in meinem Leben hatte ich jemandem zugehört, der Dinge wie Wissen, Vernunft, Logik und Wissenschaft sehr, sehr ernst nahm. Da ich sehr wohl verstanden hatte, was mir Jones in diesen frühen Morgenstunden vor 20 Jahren in Bezug auf Training zu sagen gehabt hatte, wechselte ich sofort zu einem Intensivtraining. Innerhalb von anderthalb Jahren hatten sich an

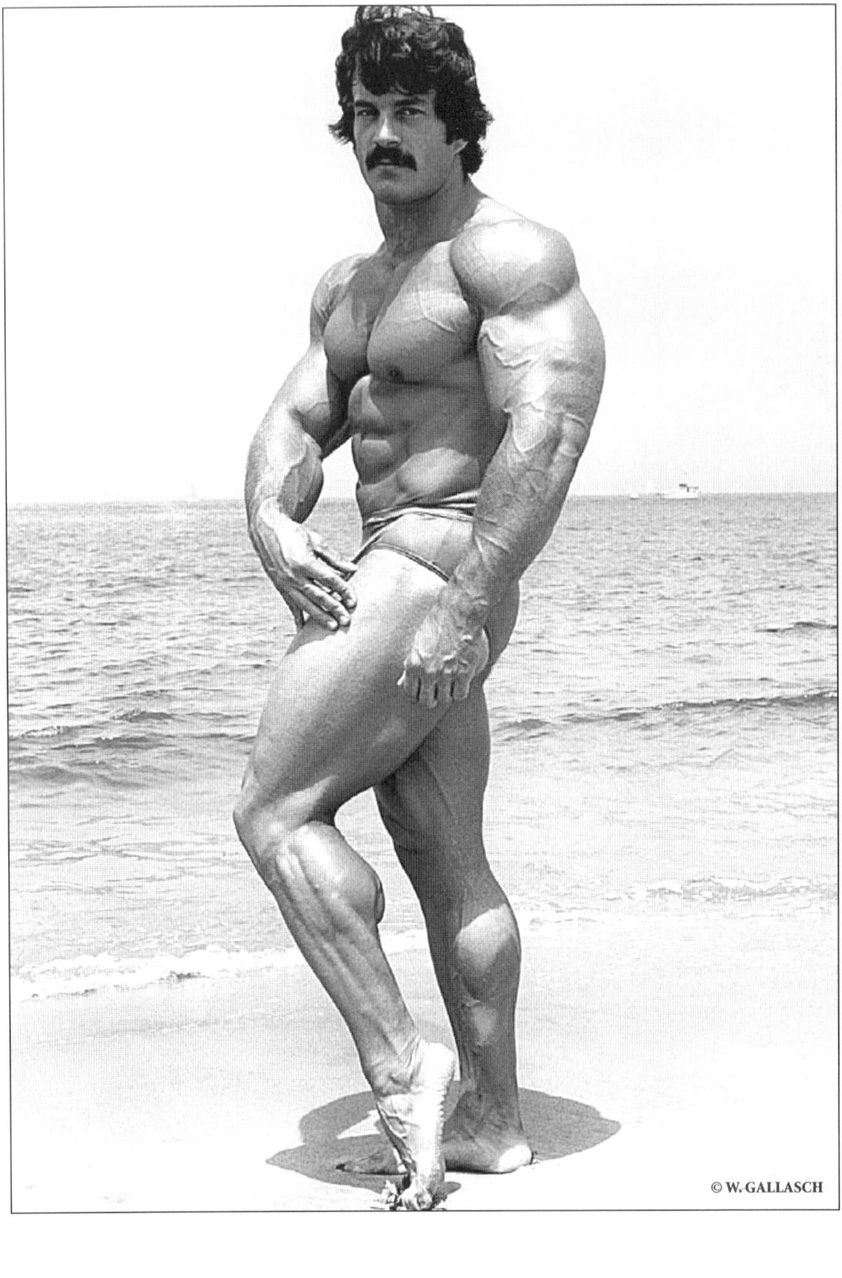
© W. GALLASCH

meinem mittelmäßigen Körper derart drastische Veränderungen vollzogen, dass ich problemlos den ›Mr. America‹-Titel gewinnen konnte.« [1]

Nach seinem Wechsel zum HIT gewann Mentzer nicht nur diesen Wettkampf, sondern qualifizierte sich auch für die umkämpftesten Wettbewerbe des Bodybuildings, wie den »Mr. Universum«, die »Night of the Champions« und den »Mr. Olympia«. In den folgenden vier Jahren erreichte er bei jedem dieser Wettbewerbe einen Platz auf dem Siegerpodest, d.h. er wurde entweder Erster, Zweiter oder Dritter. Nur noch ein einziges Mal sollte Mentzer einen vorderen Platz verfehlen, nämlich bei dem bis heute kontrovers diskutierten »Mr. Olympia«-Wettkampf 1980, bei dem Mentzer nur den fünften Platz belegte und anschließend vom Wettkampfsport zurücktrat.

Mentzers Erfolge auf der Wettkampfbühne und seine zahlreichen Beiträge in der Fachpresse säten tiefe Zweifel an der Notwendigkeit täglichen und mehrstündigen Trainings zum Aufbau von Muskelmasse. Dass Mentzer, wie schon Casey Viator vor ihm, seine sensationelle Muskelmasse mit nur drei kurzen Trainingseinheiten pro Woche aufbaute und noch dazu überzeugt war, bei bedarfsgerechter Ernährung keinerlei Konzentrate zu benötigen, brachte viele der zuvor unangefochtenen Trainingsgrundsätze ins Wanken. Dabei darf aber nicht vergessen werden, dass Mentzer auch deshalb so erfolgreich war mit dem HIT, weil er die von Arthur Jones entwickelte und von Casey Viator erfolgreich durchgeführte Trainingsmethode an seine eigenen Bedürfnisse anpasste.

Zunächst hielt er es für erforderlich, dass man sich langsam an die sehr hohe Trainingsintensität herantastete. Dazu gehörte eine Art Grundlagen- oder Vorbereitungsprogramm, mit dem man den ganzen Körper zwei bis dreimal pro Woche mit jeweils einem Satz von zehn Wiederholungen trainierte und bei dem die Intensität schrittweise erhöht wurde. Wer zuvor ein Volumentraining ausgeführt hatte, dem riet Mentzer dazu, zunächst einmal

---

Abb. 26 Mike Mentzer 1977, drei Jahre, nachdem er vom Volumentraining zum HIT gewechselt hatte.

eine Woche mit dem Training auszusetzen, um sich von einem möglichen Übertraining zu erholen.

Nach dieser Einstiegsphase sollte das Training dann in Form eines Splitprogramms durchgeführt werden. Mentzer fand es zu anstrengend, den ganzen Körper in einer Trainingseinheit hochintensiv zu belasten. Stattdessen unterteilte er sein Programm, sodass er Brust, Schultern und Trizeps an einem Tag trainierte, die Beine an einem anderen sowie Rücken und Bizeps am dritten Tag. Zwischen den Trainingstagen lag mindestens ein trainingsfreier Tag. Außerdem legte er großen Wert darauf, beim Training der großen Muskeln das »Vorermüdungsprinzip« anzuwenden. Bei der Vorermüdung geht es darum, den Zielmuskel zu ermüden, ohne die Hilfsmuskeln dabei allzu stark einzubeziehen: Mentzer formulierte es so: »Beim Drücken auf der Schrägbank zum Beispiel wird die Belastung der Brustmuskeln durch die Beteiligung des kleineren und schwächeren Trizeps begrenzt. Also erreicht man bei dieser Übung die Erschöpfung, sobald der Trizeps ausfällt, und das lange vor dem Versagen der größeren und stärkeren Brustmuskeln.« [1]

»Einen ähnlichen Fall haben wir, wenn wir die Rückenmuskeln mit so gängigen Übungen wie Rudern, Klimmzügen oder Latziehen trainieren. Bei diesen Übungen werden außer den Rückenmuskeln auch die Bizepse beansprucht, sodass die Übung bei Erschöpfung der Bizepse abgebrochen werden muss, wobei in den Rückenmuskeln das Muskelwachstum noch kaum angeregt ist. Schwache Glieder in der Kette lassen sich dadurch vermeiden, dass man vor der kombinierten Übung eine Isolationsübung verwendet. Führt man eine gezielte Übung wie Fliegende, Kabelzüge über Kreuz oder Butterflies in der Nautilus-Maschine bis zur völligen Erschöpfung aus, werden die Brustmuskeln vorermüdet, während die Kraft der Trizepse erhalten bleibt. Lässt man auf die Isolationsübung sofort eine kombinierte Übung wie Dips oder Drücken auf der Schrägbank folgen, können die Trizepse, die noch frisch und unbeansprucht sind, die Brustmuskeln unterstützen, wodurch letztere 100 % ihrer momentanen Leistungsfähigkeit einbringen können.« [1]

Mentzer nannte seine Variante des HIT »Heavy Duty« und veröffentlichte viele Artikel darüber in *Muscle & Fitness*, *Flex*, *Ironman* und *Muscular Development*. Darüber hinaus brachte er Bücher über sein Trainingssystem heraus: *Heavy Duty* und *Heavy Duty Journal*. Mit seiner Variante des HIT wurde Mike Mentzer zu einem der herausragenden Bodybuilder der 1970er Jahre. Er gewann den »Mr. America« und den »Mr. Universum«. Im Jahr 1979 gewann er nicht nur zwei Profi-Meisterschaften (den »Florida Pro Invitational« und den »Southern Pro Cup«), sondern auch seine Gewichtsklasse beim »Mr. Olympia«, unterlag aber im Stechen um den Gesamtsieg Frank Zane, dem schließlich der Titel zugesprochen wurde.

Nach dieser äußerst knappen Niederlage war Mentzer davon überzeugt, dass ihm mit einem weiteren Jahr hochintensiven Trainings der Sieg beim »Mr. Olympia« 1980 sicher wäre. Mentzer ging als Favorit in den Wettkampf, wurde aber nach einer überaus kontroversen Entscheidung nur Fünfter und verkündete noch am selben Abend seinen Rücktritt vom Wettkampfsport. Er brauchte lange, bis er sich von diesem Rückschlag erholt hatte und durchlebte eine Phase mit zahlreichen Rückschlägen und persönlichen Problemen.

Anfang der 1990er Jahre gelang ihm dann ein sensationelles Comeback. Diesmal machte Mentzer aber nicht als Wettkämpfer von sich reden, sondern als Personal Trainer und Autor. Mentzer ließ seine Klienten konsequent nach dem Heavy-Duty-System trainieren und führte penibel Buch über ihre Trainingsfortschritte. Hin und wieder berichtete er dann in einem der US-Bodybuilding-Magazine über die Erfolge seiner Klienten und dokumentierte sie mit Auszügen aus seinen Trainingsprotokollen. In seinen Zeitschriftenbeiträgen versuchte er immer wieder, die Überlegenheit des HIT gegenüber dem Volumentraining für den Muskelaufbau herauszustellen.

Dabei verglich er die Ergebnisse des Colorado-Experiments, bei dem Casey Viator innerhalb eines Monats mit dem HIT 27 kg fettfreie Masse aufgebaut hatte und dazu nur zwölf kurze, aber hochintensive Trainingseinheiten benötigte, mit dem Wiederaufbau-Training von Arnold Schwarzenegger vor dem »Mr. Olympia« 1975, nachdem der zuvor für eine Filmrolle sein

Körpergewicht auf 91 kg reduziert hatte. Arnold Schwarzenegger trainierte nach eigenen Angaben in der Vorbereitung auf den Wettkampf vier Monate lang zweimal täglich an sechs Tagen die Woche und steigerte sein Körpergewicht damit von 91 auf 102 kg.

Mentzer rechnete aus, dass Schwarzenegger für den Wiederaufbau dieser 11 kg Muskelmasse ungefähr 288 Stunden benötigt hatte, während Casey Viator mit dem HIT mit nur sechs Stunden Training 27 kg Muskelmasse vorweisen konnte. Mentzer sah dies als beeindruckenden Beleg für die Überlegenheit des HIT gegenüber dem Volumentraining an. Weitere Belege für die Erfolge, die sich mit einem HIT erzielen ließen, fand Mike Mentzer in der eigenen Familie: Auch Mikes Bruder Ray Mentzer (1953-2001) erzielte mit dem HIT einen enormen Muskelaufbau. Ray gewann 1976 den »Mr. Eastern USA« und 1978 den »Mr. USA«; sein größter Erfolg war der Sieg beim »Mr. America« 1979. Damit sind Mike und Ray Mentzer bis heute noch immer die einzigen Brüder in der Geschichte dieses Wettbewerbs, die beide den Titel gewinnen konnten. Ray Mentzer war ein Bodybuilder, der neben seinen wenigen Wettkämpfen kaum im Rampenlicht stand. Doch er trainierte über einen längeren Zeitraum sehr professionell. Dem Beispiel seines Bruders Mike folgend, betrieb auch Ray Mentzer schon in den 1970er Jahren das Hochintensitätstraining und wurde dadurch einer der massigsten und stärksten Bodybuilder der Welt.

Während Mike Mentzer Trainingsmaschinen vor allem als sinnvolle Ergänzung zu Kurz- und Langhanteln betrachtete, trainierte Ray Mentzer eine Zeit lang ausschließlich an Maschinen. [2] Da Ray stets über den Punkt des momentanen Muskelversagens hinaus trainierte, empfand er die Verwendung von Maschinen als sicherer, da er keinen Trainingspartner hatte und ihm niemand eine Hantel am Ende des Satzes hätte abnehmen können.

Abb. 27 Ray (links) und Mike Mentzer 1977: HIT-Legenden und bis heute die einzigen Brüder, die beide den begehrten »Mr.-America«-Titel erringen konnten.

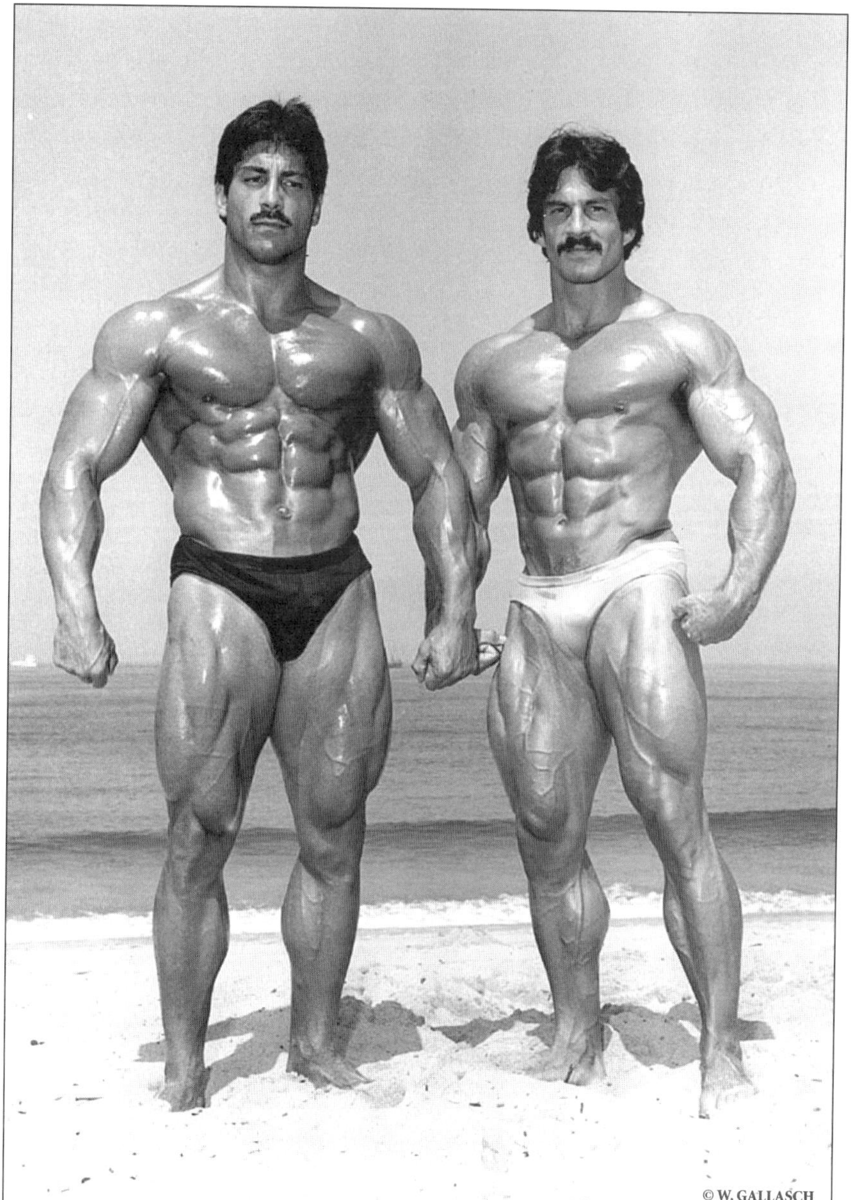

© W. GALLASCH

Auf die Frage, wer der stärkste Bodybuilder sei, mit dem er je trainiert habe, sagte Bill Pearl einmal: »Der stärkste Bodybuilder, mit dem ich zusammen trainiert habe, war wahrscheinlich Franco Columbo; bei bestimmten Übungen. Aber der stärkste Bodybuilder, den ich jemals beim Training gesehen habe und der das höchste Gewicht bei allen Wiederholungen, Sätzen und Übungen verwendet hat, war Ray Mentzer. Vor ein paar Jahren sah ich Ray beim Training in einem Studio in Deutschland und er verwendete ungefähr 100 kg bei seinen Curls an der Nautilus-Bizepsmaschine. Ray setzte sich hin, nahm den Griff und curlte das Gewicht – mit einem Arm! Als Ray in die Umkleide ging um zu duschen, ging ich zur Bizepsmaschine und versuchte das Gewicht mit beiden Armen zu curlen. Ich konnte es nicht! Und ich betrachte mich als stark! Damit änderte sich schlagartig meine Einstellung zu Rays Training...« [3]

Wie stark Ray Mentzer durch das HIT geworden war, wurde auch von Dr. Ellington Darden bemerkt, der in den 1970er und 1980er Jahren einige Zeit mit Ray und Mike Mentzer in Florida zusammengearbeitet hatte. Darden berichtet von einem Gespräch mit Joe Mullen, einem Studiobesitzer, der Ray Mentzer beim Training zugesehen hatte und Darden anschließend vorschwärmte, dass Ray Mentzer nicht nur unvorstellbar muskulös sei, sondern auch der stärkste Bodybuilder, den er jemals beim Training gesehen habe. Mullen erzählte davon, dass Ray Mentzer im Rahmen seines Ganzkörper-HIT beim Beinstrecken zehn absolut saubere Wiederholungen mit 290 Pfund ausgeführt hatte. Auf Dardens Einwand, dass auch andere Bodybuilder bei dieser Übung solche Gewichte verwendeten, antwortete Mullen: »Ja sicher, aber nicht mit einem Bein!« [4]

Auch aus gemeinsamen Trainingstagen konnte Dr. Darden Ray Mentzers enorme Muskelmasse und Kraft bestätigen: »Er war stets bereit zu einem intensiven Training. Ich trainierte mehrmals mit ihm. Nach einer Weile mussten wir zusätzliche Gewichte auf die Maschinen packen, so stark war er. Ray benutzte den gesamten Gewichtsschlitten (500 Pfund) an der Nautilus-Beinpresse mit Leichtigkeit. Ich habe niemals jemand gesehen, der auch nur eine einzige Wiederholung mit dem Gewicht an dieser Maschine geschafft hat – und es gab viele starke Athleten, die es versucht haben.« [4]

Aus den Bodybuilding-Zeitschriften und anderen Medien war allerdings nicht viel über Ray Mentzer zu erfahren. Im Gegensatz zu seinem extrovertierteren Bruder Mike war Ray Mentzer ein sehr ruhiger und zurückhaltender Mensch. Bei den Leuten, die ihn näher kannten, war er jedoch berüchtigt für seinen trockenen Humor: »Ray hatte Sinn für Humor und immer einen Scherz auf Lager. Er war stolz darauf, bei seinen Scherzen keine Miene zu verziehen und stets völlig ernst bleiben zu können. Damit veräppelte er jeden, bis man seinen Humor durchschaut hatte.« [4]

Das vielleicht prominenteste Opfer von Rays Späßen war Martina Navratilova, die erfolgreichste Tennisspielerin aller Zeiten, schon damals ein Star von Weltklasse. Navratilova plante, ein Tennis-Video zu produzieren und wollte sich dafür die Aufnahmestudios von Arthur Jones in Florida ansehen. Arthur Jones war damals Ray Mentzers Arbeitgeber, der in diesen Aufnahmestudios seine Nautilus-Versuche dokumentierte und entsprechende Videos produzierte. Navratilova vereinbarte also einen Termin mit Jones. Dieser bat Ray Mentzer, sie vom Flughafen abzuholen, aber etwas Auffälliges anzuziehen, damit sie ihn leicht erkennen könne. Ray Mentzer tat, wie ihm geheißen.

Als Martina Navratilova in die Ankunftshalle des Flughafens trat, fand sie eine seltsame Situation vor. Als weltweit bekannte Sportlerin war sie es gewohnt, dass es überall, wo sie hinkam, zu einem kleinen Menschenauflauf kam. Die Leute wollten stets Autogramme und Fotos haben. Doch dieses Mal nahm niemand Notiz von ihr. Alle Blicke richteten sich auf einen unglaublich muskulösen Mann mit einem quietschbunten, quergestreiften T-Shirt, riesigen Oberarmen und voluminösen Beinmuskeln, die sich beim Gehen durch seine Hose abzeichneten. Navratilova hatte also keine Schwierigkeiten, Ray Mentzer als Mitarbeiter einer Firma zu erkennen, die Trainingsgeräte zum Muskelaufbau vertreibt.

Mentzer fuhr Navratilova zum Nautilus-Stammsitz von Arthur Jones und führte sie auf dem Anwesen herum. Nachdem er ihr bereits den größten Teil der Anlage gezeigt hatte, führte er sie zu einer Scheune, die – wie er es ausdrückte – den Abschluss des Nautilus-Überlebenstrainings-Parcours darstellte. Ganz Gentleman, öffnete er die Tür und ließ ihr den Vortritt. Was er allerdings nicht erwähnt hatte, war die Tatsache, dass der ehemalige Großwildjäger Arthur Jones in dieser Scheune 30 große Krokodile hielt. Keine 15 Minuten später saß Martina Navratilova wieder in einem Taxi, dass sie zum Flughafen zurückbrachte. Rays Angebot, sie dorthin zurückzufahren, hatte sie abgelehnt. Auch ihr Interesse an den Nautilus-Aufnahmestudios war schlagartig erloschen. Als Arthur Jones und andere später wissen wollten, warum Navratilova so überstürzt abgereist sei, schilderte Ray Mentzer den Vorfall und fügte todernst hinzu: »Dabei hatte sie doch versprochen, mir noch eine Tennis-Stunde zu geben. Ich weiß auch nicht, was plötzlich mit ihr los war.« [4]

*

Tab. 34 Mike Mentzer – Grundlagenprogramm (HIT) [1]

Übung	Sätze	Wiederholungen
• Kniebeugen	3-2-1	10
• Rudern vorgebeugt	3-2-1	10
• Bankdrücken	3-2-1	10
• Nackendrücken	3-2-1	10
• Kreuzheben	3-2-1	10
• Langhantelcurls	3-2-1	10
• Wadenheben	3-2-1	10

Mike Mentzers Grundlagenprogramm diente der Vorbereitung auf das hochintensive Training. Den Athleten, die bislang nach einem Volumentraining mit Splitprogramm trainiert hatten, empfahl er eine Trainingspause von ein bis zwei Wochen einzulegen, da er davon ausging, dass praktisch jeder, der ein Volumentraining betreibt, damit übertrainiert ist. Anschließend empfahl er ein Ganzkörpertraining mit sieben Übungen auszuführen, zunächst noch mit drei Sätzen und moderater Intensität, dann mit nur noch zwei und schließlich nur einem Satz. Gleichzeitig wurde die Trainingsintensität laufend gesteigert. Wenn man dann beim Einsatztraining angelangte, wurde in jedem Satz bis zum Punkt des momentanen Muskelversagens trainiert, dann das Gewicht noch solange wie möglich an diesem Punkt gehalten und anschließend so langsam wie möglich abgesenkt.

*

Tab. 35 Mike Mentzer – Klassisches Heavy Duty (HIT) (1/2) [1]

Tag 1: Brust, Schultern, Trizeps	Sätze	Wiederholungen
• Fliegende Bewegungen (alternativ Kabelzüge über Kreuz oder Butterfly)	1	8-12
im Supersatz mit		
• Schrägbankdrücken	1	8-12
• Seitheben	1	12-15
• Seitheben vorgebeugt	1	12-15
Tag 2: Latissimus, Trapezius, unterer Rücken, Bizeps		
• Überzüge an der Maschine (alternativ Überzüge mit der Kurzhantel)	1	10-12
im Supersatz mit		
• Latziehen mit engem Untergriff	1	8-12
• Langhantelrudern vorgebeugt	1	8-12
• Schulterheben	1	8-12
• Hyperextensionen (oder Kreuzheben)	1	8-12
• Langhantelcurls	1	8-12
Tag 3: Beine, Bauch	**Sätze**	**Wiederholungen**
• Beinstrecken	1	10-15
im Supersatz mit		
• Kniebeugen (oder Beinpressen)	1	10-15
• Beincurls	1	10-15
• Wadenheben	1	10-15
• Situps	1	10-15

Tab. 35 Mike Mentzer – Klassisches Heavy Duty (HIT) (2/2) [1]

Mike Mentzers Heavy Duty (zu übersetzen etwa mit »schwere Pflicht«) HIT-Programm ist ein Push-Pull-Programm auf der Grundlage der Vorermüdung. Um die Regenerationsphase nach der intensiven Belastung zu verlängern, werden am ersten Tag jene Muskeln trainiert, die an den »drückenden« Bewegungen beteiligt sind (nämlich Brust und Trizepse), am nächsten Trainingstag Rücken und Bizepse (mit »ziehenden« Bewegungen) und am dritten Trainingstag die Beine. Auf jeden Trainingstag folgt mindestens ein Ruhetag. Jeder Satz wird bis zum Punkt des momentanen Muskelversagens ausgeführt. Anschließend wird das Gewicht so lange wie möglich gehalten und dann so langsam wie möglich abgesenkt.

Mentzer hatte festgestellt, dass es ihm kaum möglich war, die großen Muskeln wie z.B. die Brust anhand von Bankdrücken oder den Latissimus durch Klimmzüge voll zu fordern, weil die kleineren an der Bewegung beteiligten Muskeln ermüdeten, bevor die Zielmuskulatur ausreichend intensiv beansprucht werden konnte. Also machte sich Mentzer die Vorermüdung zunutze, d.h. er ermüdete den Zielmuskel (z.B. die Brustmuskulatur) durch eine Übung, bei der der Trizeps relativ wenig beansprucht wird (z.B. Fliegende Bewegungen). Beim anschließenden Bankdrücken ist der Trizeps dann relativ stärker als die bereits vorermüdete Brustmuskulatur. So kann er die Brust besser unterstützen, was zu einer insgesamt stärkeren Belastung und so zu einem verstärkten Trainingseffekt für die Brust führt.

*

Tab. 36 Mike Mentzer – Modifiziertes Heavy Duty (HIT) (1/2) [1]

Tag 1: Brust, Schultern, Trizeps	Sätze	Wiederholungen
• Kabelzüge über Kreuz	1	8-12
im Supersatz mit		
• Schrägbankdrücken	1	8-12
• Seitheben am Kabelzug	1	12-15
• Seitheben vorgebeugt	1	12-15

Tag 2: Beine, Bauch	Sätze	Wiederholungen
• Beinstrecken	1	10-15
im Supersatz mit		
• Kniebeugen (oder Beinpressen)	1	10-15
• Beincurls	1	10-15
(evtl. Hyperextensionen oder Kreuzheben)	1	8-12
• Wadenheben	1	10-15
• Situps	1	10-15

Tag 3: Latissimus, Trapezius, unterer Rücken, Bizeps		
• Überzüge an der Maschine (alternativ auch Überzüge mit der Kurzhantel)	1	10-12
im Supersatz mit		
• Latziehen mit engem Untergriff	1	8-12
• Langhantelrudern vorgebeugt	1	8-12
• Schulterheben	1	8-12
(evtl. Hyperextensionen oder Kreuzheben)	1	8-12
• Langhantelcurls	1	8-12

Tab. 36 Mike Mentzer – Modifiziertes Heavy Duty (HIT) (2/2) [1]

Später nahm Mike Mentzer einige Änderungen an seinem klassischen Heavy-Duty-Programm vor. Durch die Tätigkeit als Personal Trainer war ihm aufgefallen, dass einige seiner Kunden sich trotz des geringen Trainingsvolumens im Bereich des Oberkörpers übertrainiert fühlten, während sie mit der Entwicklung ihrer Beinmuskulatur zufrieden waren. Mentzer schloss daraus, dass in diesen Fällen die Reihenfolge der Trainingstage zu ändern sei und das Beintraining zwischen die beiden Oberkörpereinheiten gelegt werden sollte. Das Kreuzheben, welches Rücken und Beine stark beansprucht, sollte dann entweder im Rahmen des Rückentrainings oder des Beintrainings absolviert werden. Gegebenenfalls sollte zwischen Tag 2 und Tag 3 noch ein weiterer Ruhetag eingelegt werden.

Eine weitere Modifikation seines klassischen Heavy-Duty-Programms bestand darin, dass er verstärkt die Verwendung von Kabelzügen für Übungen wie Seitheben oder Kabelziehen über Kreuz für die Brust empfahl, weil bei der Übung am Kabel im Gegensatz zu Kurzhanteln der Widerstand über die gesamte Bewegungsphase hinweg aufrecht gehalten wird.

*

Tab. 37 Ray Mentzer – »Mr. America« HIT-Programm [2,4]

Montag	Sätze	Wiederholungen
• Bankdrücken	1	8
• Schrägbankdrücken	1	8
• Fliegende Bewegungen	1	12
• Nackendrücken mit Kurzhanteln	1	8
• Trizepsdrücken am Kabel	1	10

Mittwoch	Sätze	Wiederholungen
• Kniebeugen	1	16
• Beinstrecken	1	16
• Beinbeugen	1	16
• Wadenheben	1	12

Freitag	Sätze	Wiederholungen
• Rudern vorgebeugt	1	8
• Latziehen	1	8
• Langhantelcurls	1	10
• Scottcurls	1	10

Bei diesem Programm, mit dem sich Ray Mentzer auf den »Mr. America«-Wettkampf 1979 vorbereitete und ihn schließlich auch gewann, wird jeder Muskel nur einmal pro Woche trainiert. Das Training ist sehr kurz und ausgesprochen intensiv, bietet dafür aber lange Regenerationszeiten. Jede der Trainingseinheiten besteht aus nur vier bis fünf Sätzen. In jedem Satz wird über den Punkt des momentanen Muskelversagens hinaus trainiert, indem das Gewicht so lange wie möglich gehalten wird und erst wenn das nicht mehr möglich ist, wird es so langsam wie möglich abgesenkt.

Tab. 38 Ray Mentzer – »Nautilus« Ganzkörper-HIT [2,4]

Übungen	Sätze	Wiederholungen
• Beinpressen	1	20
• Überzüge	1	8
• Latziehen in den Nacken	1	9
• Seitheben	1	7
• Nackendrücken	1	11
• Bankdrücken	1	8
• Scottcurls	1	10
• Unterer Rückenstrecker	1	12

Dieses HIT-Programm von Ray Mentzer wurde ausschließlich an Nautilus-Maschinen durchgeführt. Diese legendären Maschinen waren in den Fitness-Studios des Amerika der 1970er und 1980er Jahre sehr verbreitet; selbst heute findet man sie in den USA – liebevoll gepflegt – noch recht häufig. Nach Deutschland dagegen sind nicht viele Nautilus-Geräte eingeführt worden; wohl auch, weil sie ziemlich teuer waren. Als Alternative können gute Trainingsmaschinen heimischer Konstrukteure gelten; die damals revolutionäre Nautilus-Technik mit einem exzentrischen Schwungrad, das dem Gehäuse der fossilen Meeresschnecke nachempfunden war, findet sich bei fast allen modernen Trainingsgeräten. Damit wird eine gleichbleibende Belastung des trainierten Muskels über den gesamten Bewegungsablauf sichergestellt.

Trainiert wird zwei- bis dreimal pro Woche. Alle Übungen werden bis zum Muskelversagen ausgeführt. In jedem Satz wird, wenn der Punkt des momentanen Muskelversagens erreicht ist, das Gewicht noch solange wie möglich an diesem Punkt gehalten und anschließend so langsam wie möglich abgesenkt.

*

KAPITEL 13

BOYER COE
SENSATIONELLE ARME DURCH HIT

Ein weiterer Bodybuilder, der mit dem HIT sensationelle Fortschritte erzielte, war Boyer Coe (geb. 15.08.1945). Coe war als Bodybuilder schon recht erfolgreich gewesen, bevor er zum HIT wechselte. Er hatte bereits Meisterschaften in mehreren Bundesstaaten gewonnen (»Mr. Texas«, »Mr. Oklahoma«, »Mr. Louisiana«) und war bereits »Mr. America« geworden. Als er sich aber dem HIT zuwandte, wurde er zu einem der besten Bodybuilder der Welt. Er belegte 1977 und 1978 den dritten Platz beim »Mr. Olympia«. 1979 wurde er beim »Mr. Olympia« zweiter in seiner Gewichtsklasse. Mit Mentzer und Coe belegten somit beim »Mr. Olympia« 1979 zwei Vertreter des HIT die vorderen Plätze in ihrer Gewichtsklasse.

Weniger bekannt ist dagegen der Umstand, dass Boyer Coe mit seinem HIT so gut wurde, dass er 1981 einen Rekord im Wettkampf-Bodybuilding aufstellte: Er gewann sieben hochkarätige Profi-Meisterschaften innerhalb eines Jahres! Es handelte sich um den (jeweils von der IFBB ausgetragenen) »Canada Pro Cup«, sowie den »Belgischen Grand Prix«, »Massachusetts Grand Prix«, »Wales Grand Prix«, »Grand Prix World Cup«, »Professional World Cup« und den »World Grand Prix«. 1995 trat er noch einmal beim »Masters' Mr. Olympia« an und ist damit einer der wenigen Bodybuilder, die in vier Jahrzehnten (1960er bis 1990er) erfolgreich an Wettkämpfen teilgenommen haben. Boyer Coe gilt noch heute als einer der besten Bodybuil-

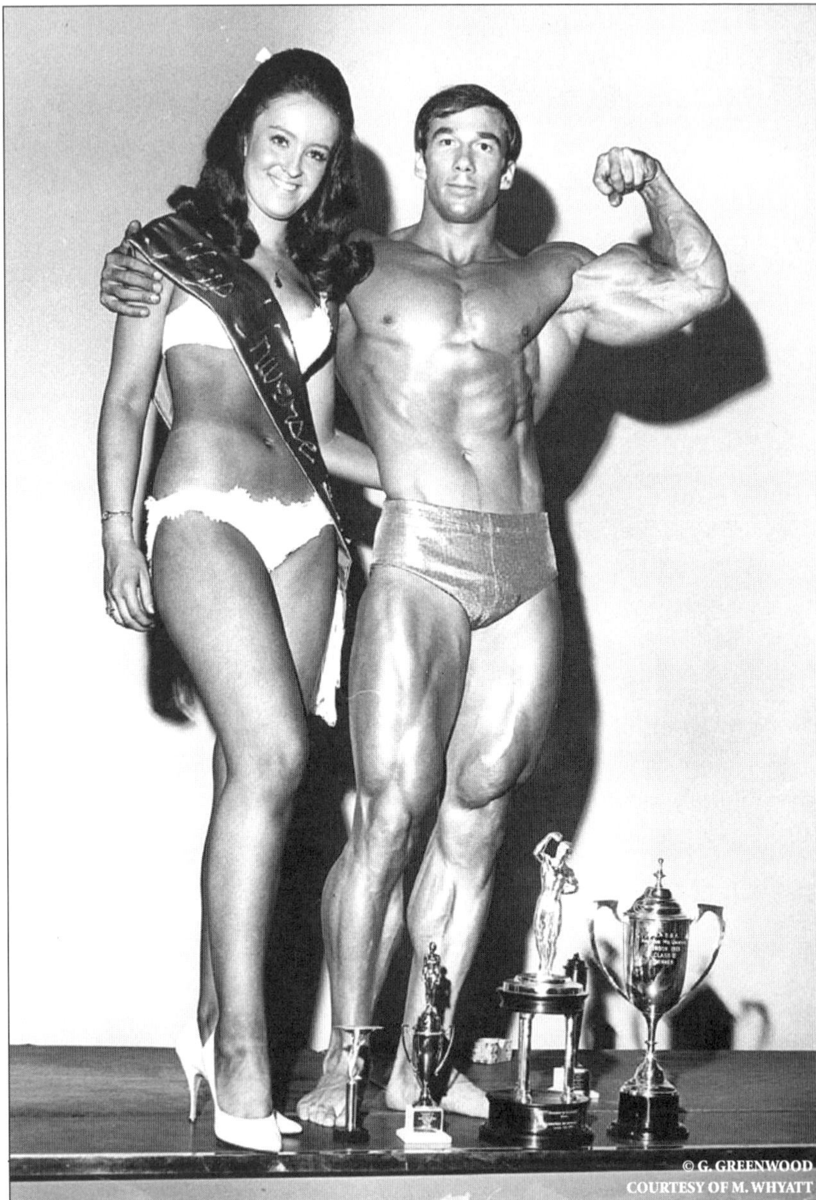
© G. GREENWOOD
COURTESY OF M. WHYATT

der aller Zeiten. Insbesondere seine Armentwicklung setzte neue Standards. Boyer Coe hatte schon mit 14 Jahren begonnen, mit Gewichten zu trainieren. Mit 17 Jahren war er bereits in der Lage, beim Bankdrücken 420 Pfund (190,5 kg) zu stemmen. In der Zeit, als er das Volumentraining bevorzugte, hatte Coe sich am Armtraining von Steve Reeves orientiert und mehrere Jahre lang ausschließlich Kurzhantelcurls auf der Schrägbank ausgeführt. [1] Schon damit hatte er zufriedenstellende Fortschritte erzielt. Doch erst mit dem HIT wurden die Arme zu seinem Markenzeichen.

Dabei fiel es Boyer Coe ohnehin nicht schwer, die Aufmerksamkeit der Zuschauer auf seine Arme zu lenken, denn beim Posing konnte er seine Bizepse so kontrahieren, dass beide Muskelköpfe klar zu erkennen waren. Diese Fähigkeit hatte er bereits nach nur zwei Jahren Training entdeckt: »Ich erinnere mich, dass ich mit 16 feststellte, dass ich beim Posen die Muskelteilung in meinen Bizeps sichtbar machen konnte. Ich war so stolz darauf. Am selben Abend erzählte ich meinem Dad, dass ich beim Posen die Muskelteilung in meinen Bizeps sichtbar machen kann und dass kein anderer Bodybuilder das kann. Mein Dad schaute mir eine Minute lang zu und sagte dann: ›Mal sehen, ob ich das auch kann‹. Er rollte seinen Ärmel hoch und konnte es auch. Es war also eine genetische Sache.« [2]

Auch wenn die Form seines Bizeps in den Genen lag, Coes Muskelmasse war das Resultat harter Arbeit am Eisen. Durch das Volumentraining waren seine Arme schon gut entwickelt, aber mit dem HIT-Armtraining schaffte er es dann, seine bereits hervorragend entwickelten Arme zum Markenzeichen zu machen. Dabei setzte er auf ein Armtraining, das nur sieben Minuten dauerte! Seine Bizepse trainierte er dabei mit einem Supersatz aus superlangsa-

---

Abb. 28 **Boyer Coe, »Mr. Universum« 1969, mit der Engländerin Jean Galston, »Miss Universum« 1969.**

Abb. 29 & 30 (auf den folgende Seiten) **Obwohl Boyer Coe vor allem für seine Arme bekannt war, zeigt er beim »Mr. Universum« 1969, dass er auch hinsichtlich Muskelmasse und Definition nicht hinter seinen Konkurrenten zurückstand.**

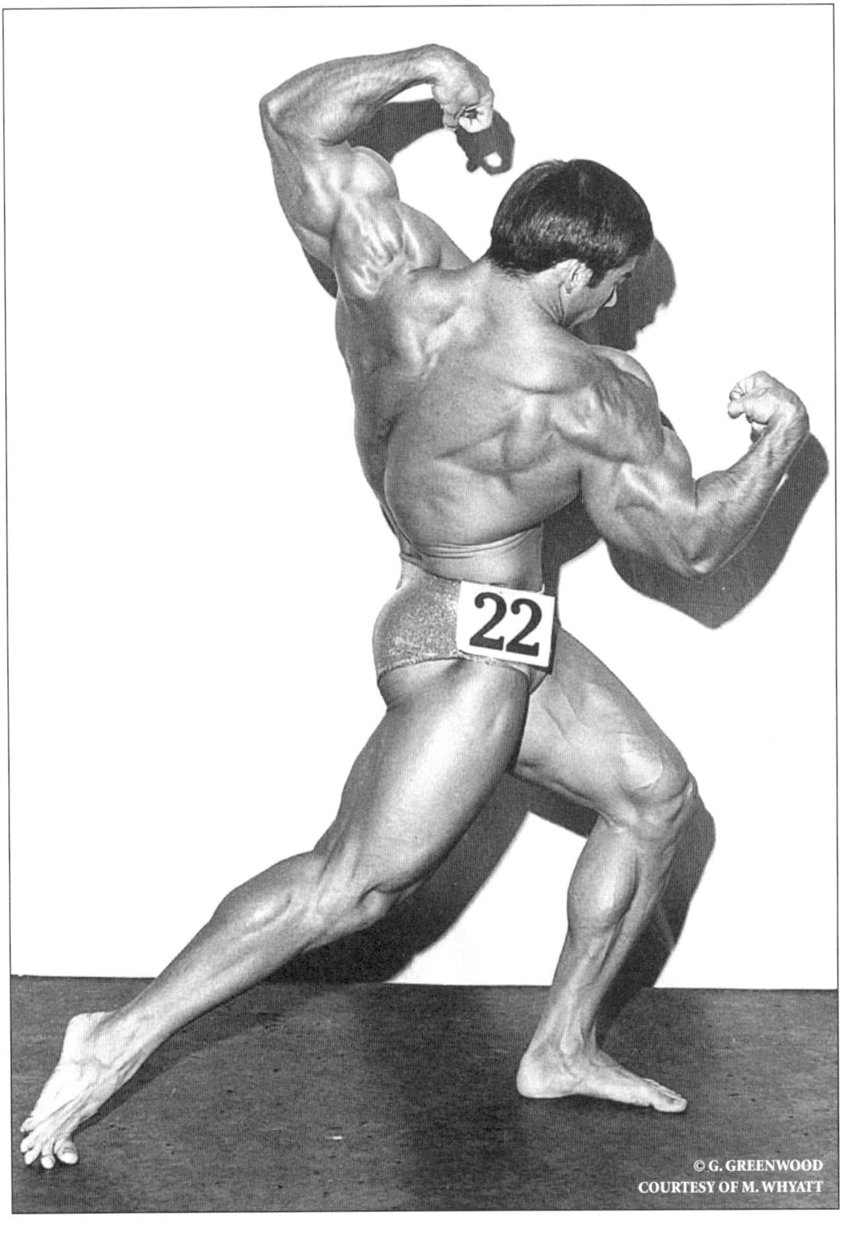
© G. GREENWOOD
COURTESY OF M. WHYATT

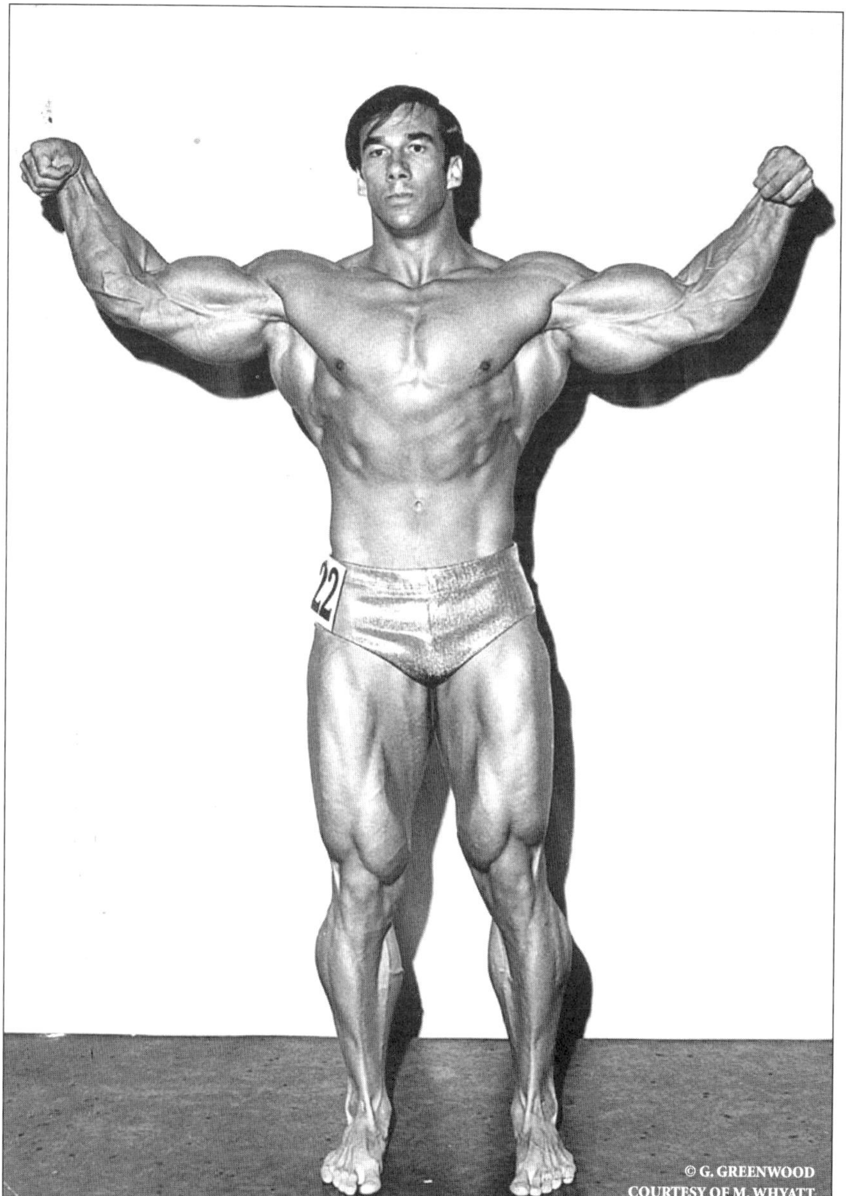
22
© G. GREENWOOD
COURTESY OF M. WHYATT

men Klimmzügen mit Untergriff, wobei eine Wiederholung mindestens zehn Sekunden dauerte. Direkt im Anschluss an die Klimmzüge folgte ein Satz Langhantelcurls. Für die Trizepse konzentrierte er sich auf einen weiteren Supersatz: Superlangsame Dips, gefolgt von Trizepsdrücken, das entweder beidhändig am Kabel oder mit einer Kurzhantel als einarmiges Trizepsdrükken ausgeführt wurde.

Boyer Coe bevorzugte ein ausgesprochen kurzes Ganzkörper-HIT, je ein Satz von nur sieben Übungen wurde zweimal pro Woche ausgeführt. Und obwohl er ein überzeugter Vertreter des HIT für den Muskelaufbau war, wechselte Boyer Coe vor Wettkämpfen regelmäßig zum Volumentraining, um durch den gesteigerten aeroben Effekt des umfangreicheren Trainings die Fettverbrennung zu erhöhen.

Gegen Ende der 1970er Jahre wurde das Bodybuilding zu einem großen Teil bestimmt von Athleten, die nach der HIT-Methode trainierten. Ray Mentzer gewann den »Mr. America« 1979; im gleichen Jahr gewann Mike Mentzer seine Gewichtsklasse beim »Mr. Olympia«. Zwei Jahre später, 1981, gewann Boyer Coe seine sieben Profi-Meisterschaften innerhalb eines Jahres und 1982 wurde Casey Viator dritter beim »Mr. Olympia«.

Trotz dieser Erfolge bleib der Einfluss des HIT auf das Bodybuilding begrenzt, da seine herausragenden Vertreter nach und nach aus der öffentlichen Wahrnehmung verschwanden. Ray Mentzer nahm nach dem Gewinn des »Mr. America«-Titels nicht mehr an Wettkämpfen teil. Mike Mentzer unterlag beim »Mr. Olympia« 1980 gegen Arnold Schwarzenegger und trat vom Wettkampfsport zurück. Casey Viator bestritt 1982 seinen zunächst letzten Wettkampf, ebenso wie Boyer Coe 1984. Damit waren alle führenden Vertreter des HIT von der Wettkampfbühne verschwunden. Mike Mentzer veröffentlichte zwar nach wie vor Artikel zur Überlegenheit des HIT als Trainingsmethode, stieß aber in den Reihen der Bodybuilder weitgehend auf Skepsis. Es sollte einige Jahre dauern, bis ein Athlet dem HIT neue Geltung verschaffte.

Tab. 39 Boyer Coe – Ganzkörper-Grundlagentraining [1]

Montag, Mittwoch, Freitag	Sätze	Wiederholungen
Woche 1 bis 5		
• Bankdrücken	1-2-3-4-5	6
• Kniebeugen	1-2-3-4-5	6
• Klimmzüge	1-2-3-4-5	6
• Nackendrücken	1-2-3-4-5	6
• Schrägbank-Curls	1-2-3-4-5	6
• Trizepsdrücken am Kabel	1-2-3-4-5	6
• Wadenheben	1-2-3-4-5	6
Woche 6 bis 10		
• Bankdrücken	4-3-2-1	6
• Kniebeugen	4-3-2-1	6
• Klimmzüge	4-3-2-1	6
• Nackendrücken	4-3-2-1	6
• Schrägbank-Curls	4-3-2-1	6
• Trizepsdrücken am Kabel	4-3-2-1	6
• Wadenheben	4-3-2-1	6

Boyer Coes Grundlagentraining sollte den Körper auf das HIT vorbereiten. Sieben Grundübungen wurden ausgeführt, wobei mit einem Satz begonnen wird; von Woche zu Woche wird jeder Übung ein Satz hinzugefügt. Die Wiederholungszahl wird auf sechs begrenzt und die Gewichte werden so gesteigert, dass erst in der fünften Woche das Wiederholungsmaximum erreicht wird.

Nach der fünften Woche wird die Satzzahl dann schrittweise um einen Satz pro Woche von vier auf einen reduziert. Die Gewichte werden dafür schrittweise leicht erhöht und der jeweils letzte Satz einer Übung geht bis zum Wiederholungsmaximum. Die Wiederholungszahl pro Satz liegt an der unteren Grenze dessen, was Bodybuilder für den Muskelaufbau als sinnvoll erachten. So kann nicht nur mehr Gewicht bewegt werden; auch die Intensität im letzten, besonders wirksamen Satz einer Übung fällt sehr hoch aus.

Tab. 40 Boyer Coe – Ganzkörper-HIT [1]

2x pro Woche	Sätze	Wiederholungen
• Bankdrücken	1	8-12
• Kniebeugen	1	8-12
• Klimmzüge	1	8-12
• Nackendrücken	1	8-12
• Schrägbank-Curls	1	8-12
• Trizepsdrücken am Kabel	1	8-12
• Wadenheben	1	8-12

Bei Boyer Coes Ganzkörper-HIT wird von jeder Übung nur noch ein Satz ausgeführt, dieser aber bis zum Punkt des momentanen Muskelversagens. Die Wiederholungszahl wird jetzt wieder leicht gesteigert, da der Körper durch die wenigen Sätze über deutlich mehr Reserven verfügt, die für das Training eingesetzt werden können.

*

Tab. 41 Boyer Coe – HIT-Armtraining [1]

Übung	Sätze	Wiederholungen
Für den Bizeps:		
• sehr langsame Klimmzüge mit schulterweitem Untergriff	1	1-5
im Supersatz mit		
• Langhantelcurls	1	6-8
Für den Trizeps:		
• Sehr langsame Dips	1	1-4
im Supersatz mit		
• Kurzhantel-Trizepsdrücken im Stehen	1	6-8

Boyer Coes Arme waren spektakulär. Entsprechend groß war das Interesse an seinem Armtraining. Das folgende Armprogramm absolvierte Boyer Coe nicht nur im Rahmen seines Ganzkörper-HIT-Programms anstelle der Schrägbankcurls und des Trizepsdrückens. Auch wenn er sein Trainingsprogramm splittete, führte er dieses Programm für die Arme durch. Durch nur zwei (!) Supersätze konnte er sein Armtraining ungeheuer intensiv gestalten.

Für das Kurzhantel-Trizepsdrücken im Stehen wird eine Kurzhantel mit beiden Händen gefasst, hinter dem Kopf abgesenkt und anschließend wieder nach oben gedrückt.

*

Tab. 42 Boyer Coe – Volumentraining zur Wettkampfvorbereitung (1/3) [1]

Mo.: Brust, Schultern, Trizeps	Sätze	Wiederholungen
• Bankdrücken	4	6
• Schrägbankdrücken	4	8
• Dips	4	8
• Nackendrücken mit der Langhantel	4	8
• Nackendrücken an der Multipresse	4	8
• Seitheben mit Kurzhanteln	4	8
• Trizepsdrücken am Kabel	4	8
• Trizepsdrücken mit der SZ-Stange im Liegen	4	8

Dienstag: Beine, Rücken, Bizeps	Sätze	Wiederholungen
• Kniebeuge	4	8
• Beinpressen	4	8
• Beinstrecken	4	8
• Klimmzüge zum Nacken	4	8
• Klimmzüge zur Brust	4	8
• Latziehen zum Nacken	4	8
• Curls auf der Schrägbank	4	8
• Scottcurls	4	8

Mi.: Trapezius, unt. Rücken, Unterarme		Wiederholungen
• Rudern aufrecht	4	8
• Schulterheben mit der Langhantel	4	8

Tab. 42 Boyer Coe – Volumentraining zur Wettkampfvorbereitung (2/3) [1]

• Schulterheben mit Kurzhanteln	4	8
• Kreuzheben mit nicht ganz durchgedrückten Knien	4	8
• Hyperextensionen	4	10
• Curls mit Obergriff	10	20

Do.: Brust, Schultern, Trizeps	**Sätze**	**Wiederholungen**
• Bankdrücken	4	6
• Schrägbankdrücken	4	8
• Dips	4	8
• Nackendrücken mit der Langhantel	4	8
• Nackendrücken an der Multipresse	4	8
• Seitheben mit Kurzhanteln	4	8
• Trizepsdrücken am Kabel	4	8
• Trizepsdrücken mit der SZ-Stange im Liegen	4	8

Freitag: Rücken, Bizeps, Beine	**Sätze**	**Wiederholungen**
• Klimmzüge in den Nacken	4	8
• Klimmzüge zur Brust	4	8
• Latziehen zum Nacken	4	8
• Curls auf der Schrägbank	4	8
• Scottcurls	4	8
• Kniebeuge	4	8
• Beinpressen	4	8
• Beinstrecken	4	8

Tab. 42 Boyer Coe – Volumentraining zur Wettkampfvorbereitung (3/3) [1]

Sa.: unt. Rücken, Trapezius, Unterarme		Wiederholungen
• Kreuzheben mit nicht ganz durchgedrückten Knien	4	8
• Hyperextensionen	4	10
• Rudern aufrecht	4	8
• Schulterheben mit der Langhantel	4	8
• Schulterheben mit Kurzhanteln	4	8
• Curls mit Obergriff	10	20

Obwohl er ein überzeugter Vertreter des HIT für den Muskelaufbau war, wechselte Boyer Coe vor Wettkämpfen zum Volumentraining, um durch den gesteigerten aeroben Effekt des umfangreicheren Trainings die Fettverbrennung zu erhöhen und den (wie er es nannte) »ausgezehrten Wettkampf-Look« zu bekommen.

*

KAPITEL 14

DORIAN YATES DIE WIEDERKEHR DES HIT

1985 stand in London bei den »World Games« (den Weltspielen der nichtolympischen Sportarten) ein unbekannter Athlet namens Dorian Yates neben einigen der besten Amateur-Bodybuilder der Welt auf der Bühne. Dieser Dorian Yates hatte erst zwei Jahre zuvor mit dem Training begonnen und die »World Games« waren sein erster großer Wettkampf. Zuvor war er bei zwei regionalen Meisterschaften, dem »Mr. Birmingham« und dem »Novice West Coast« jeweils in der Newcomer-Klasse gestartet.

Dabei wirkte er schon dort reichlich deplatziert, ganz einfach, weil seine Muskelentwicklung die seiner Konkurrenten deutlich in den Schatten stellte. Schon beim »Mr. Birmingham« wurde er ermutigt, sich mehr zuzutrauen: »Nachdem ich meine Posing-Kür beendet hatte und von der Bühne trat, kamen mehrere Leute vom englischen Bodybuildingverband zu mir und sagten: ›Wer um alles in der Welt bist du? Woher kommst du und warum bist du nicht in der Schwergewichtsklasse?‹ Ich sagte ihnen: ›Dies ist mein erster Wettkampf und ich bin noch nicht gut genug, um mich mit den Schwergewichten zu messen.‹ Sie lachten und sagten, dass ich wahrscheinlich der beste Schwergewichtler sei, der jemals aus England gekommen war.« [1]

Bei der Gelegenheit wurde er gefragt, ob er nicht für England bei den »World Games« starten wolle. Yates stimmte zu und so kämpfte er nur zwei Jahre nach seiner ersten Trainingseinheit mit einigen der besten Amateur-

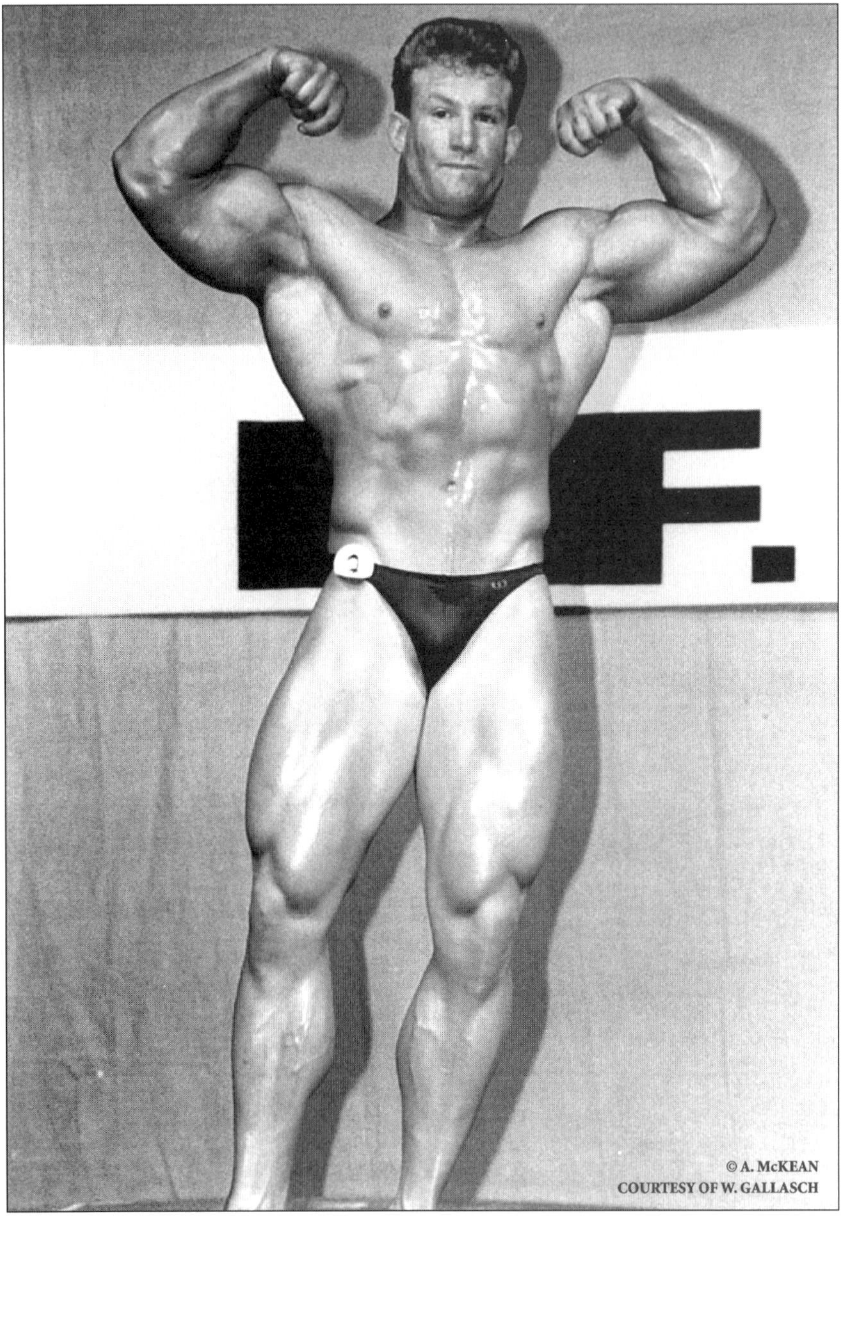

© A. McKEAN
COURTESY OF W. GALLASCH

Bodybuilder der Welt um den Sieg. Auch wenn Yates an diesem Tag noch keine Chance auf den Titel hatte, so hatte er doch bewiesen, wie weit man innerhalb kurzer Zeit mit dem HIT-System kommen konnte.

Bei den »World Games« belegte Dorian Yates unter 13 der besten Schwergewichts-Bodybuilder der Welt einen beachtlichen 7. Platz. Diesen Wettkampf bezeichnete Yates später als ein entscheidendes Erlebnis. Sein Erfolg hatte ihm einerseits gezeigt, wie gut das Trainingsprogramm bei ihm anschlug. Andererseits habe er sich bei den »World Games« auf der Bühne unwohl gefühlt, weil ihm von Anfang an klar gewesen sei, dass er noch keine Chance auf den Sieg hatte. Daraus zog er zwei Schlussfolgerungen, nämlich erstens, dass er sein hochintensives Training, das sich für ihn so gut bewährt hatte, fortsetzen würde und zweitens, dass er in Zukunft nur noch an Meisterschaften teilnehmen wollte, bei denen er eine realistische Chance auf den Sieg hatte.

So widmete sich Yates wieder dem HIT in seinem eigenen Studio, dem »Temple Gym« in Birmingham, wo er zunächst von der Bodybuilding-Fachpresse unbeachtet sein Training durchführte. Einmal im Jahr tauchte er bei einer Meisterschaft auf, die er fast immer gewann. Weil Yates im Vergleich zu vielen anderen Bodybuildern außerhalb der Wettkämpfe kaum im Rampenlicht stand und weit weg von Kalifornien trainierte, erhielt er in der Fachpresse den Spitznamen »The Shadow« (der Schatten). So begannen die Zeitschriften, sich für das Trainingsprogramm jenes Mannes zu interessieren, der aus dem Nichts zu kommen schien, von Jahr zu Jahr mit mehr Muskelmasse auf der Wettkampfbühne stand und Anfang der 1990er Jahre plötzlich als einer der Favoriten auf den Sieg beim »Mr. Olympia« galt.

Im Gegensatz zu vielen anderen Bodybuildern, die mit einem Volumenprogramm begannen und erst später zum hochintensiven Training wechsel-

---

Abb. 31 Der junge Dorian Yates (das Foto stammt vermutlich aus dem Jahr 1986) setzte von Anfang an auf das HIT. Innerhalb von zwei Jahren gelang diesem Ausnahmeathleten der Sprung vom Anfänger zu einem der besten Amateur-Bodybuilder der Welt.

ten, war Yates' Training von Anfang an orientiert an den Grundsätzen des HIT: intensiv, kurz und selten. In seinem Fall hieß das, dass er höchstens an drei bis vier Tagen pro Woche trainierte, nur wenige Sätze pro Muskelgruppe ausführte, dabei aber immer so viele Wiederholungen, wie mit dem jeweiligen Gewicht möglich waren und dem Muskel anschließend ausreichend Regenerationszeit einräumte. In seinen ersten Trainingsjahren führte Yates in der Regel zwei Sätze pro Übung aus und ging bis zum Wiederholungsmaximum oder bis zum Punkt des momentanen Muskelversagens.

Dabei hielt Yates sich an die Empfehlungen seiner Vorgänger: »Das meiste meines frühen Trainings war darauf aufgebaut, was Mike Mentzer tat und auf den Nautilus-Methoden. Sie leuchteten mir ein. Diese Vorstellungen von Training und Trainingsmethoden gaben mir die Grundlage für ein gutes Trainingssystem. Im Laufe der Jahre habe ich ein paar Dinge verändert, um sie meinem Körperbau und meinen Trainingszielen anzupassen.« [1] Eine dieser Veränderungen bestand darin, dass Yates nur kurze Zeit mit einem Ganzkörperprogramm an drei Tagen pro Woche trainierte. Schon wenige Monate später wechselte er zu einem Splitprogramm.

Bereits als Dorian Yates im Mai 1983 mit 23 Jahren seine erste Trainingseinheit absolvierte, wählte er das Gegenteil dessen, was damals im Bodybuilding »angesagt« war. Das Volumentraining galt als die bestmögliche Trainingsform. Boyer Coe, Mike und Ray Mentzer und Casey Viator, die führenden HIT-Protagonisten, hatten sich inzwischen vom Wettkampfsport zurückgezogen. So fehlten die Fürsprecher des hochintensiven Trainings, während zur gleichen Zeit Arnold Schwarzenegger zum internationalen Superstar avancierte. So kam es, dass Schwarzeneggers Trainingsmethoden stetig an Popularität gewannen, während das HIT mehr und mehr ins Hintertreffen geriet.

Dorian Yates war allerdings anderer Meinung: »Ich halte nichts von den traditionellen 15-20 Sätzen pro Körperteil. Das ist zu viel Volumen. Ich mache ein bis zwei Sätze pro Übung. Wenn man dann den Job noch nicht erledigt hat, passiert es auch nicht mehr. Mike Mentzer hat das schon vor Jahren zusammengefasst, als er sagte: ›Man kann eine Stange Dynamit den ganzen Tag mit einem Bleistift antippen und es wird nichts passieren, aber schlägt man einmal mit dem Hammer darauf, explodiert sie‹ (...) Wenn man einen oder zwei Sätze bis zum Punkt des Muskelversagens macht, die Bewegungen so korrekt wie möglich ausführt und 100 % gibt, wäre es witzlos, noch einen Satz zu machen. (...) Man hat die Muskeln dann schon mit der erforderlichen Intensität konfrontiert, die sie zum Wachsen benötigen. Alles, was dann noch käme, würde nur die Regeneration beschneiden. Man stimuliert Muskelwachstum im Studio, aber man wächst außerhalb des Studios, während man sich erholt.« [1]

Ein weiterer Aspekt des Volumentrainings, den Dorian Yates von Anfang an abgelehnt hatte, bestand darin, das Training aufzuteilen, sodass man an jedem Wochentag nur wenige Muskeln trainierte, dafür aber jeden Tag eine Trainingseinheit absolvierte. Statt dessen betonte Yates stets, mehrmals in der Woche Ruhetage einzulegen, an denen er gar nicht trainierte: »Viele Leute betrachten den Aspekt der Regeneration nur in Bezug auf die verschiedenen Muskelgruppen. Ich finde, die Muskelgruppen regenerieren sich recht schnell, aber wenn man schwer trainiert, Kniebeugen, Beinpressen oder Bankdrücken macht, konfrontiert man den ganzen Körper mit einem hohen Maß an Stress. Darum glaube ich, dass es notwendig ist, echte Ruhetage einzulegen, an denen man das Studio nicht betritt, um sich vollständig zu regenerieren, und nicht nur den Beinen eine Ruhepause zu gönnen, denn man beansprucht nicht nur die Beine, wenn man Beine trainiert, man beansprucht den gesamten Organismus. (...) Je muskulöser und stärker man wird, desto intensiver beansprucht man sein Regenerationsvermögen. Und wenn man intensiv trainiert, muss man weniger häufig trainieren, um sich vollständig zu erholen.« [1]

Ein weiterer Grundpfeiler seines Trainings waren von Anfang an die sog. Grundübungen, wie z.B. Bankdrücken, Schrägbankdrücken, Rudern, Klimmzüge und Beinpressen, die durch einige Isolationsübungen wie z.B. Fliegende Bewegungen ergänzt wurden. Aufgrund seiner Vorliebe für Grundübungen und seiner enormen Kraft wurde manchmal behauptet, Yates' Training ähnele dem Powerlifting, doch er selbst sah dies anders: »Man sagt mir nach, mein Training sei ›hardcore‹ und ausgerichtet auf das Heben sehr schwerer Gewichte. Aber darum geht es mir überhaupt nicht. Ich nehme immer nur soviel Gewicht, wie ich mit korrekter Technik bewältigen kann...« [2]

Mit dieser Art des Trainings machte er so gute Fortschritte, dass er sich nach drei weiteren Jahren 1988 durch den Gesamtsieg bei den britischen Meisterschaften für Profi-Wettkämpfe qualifizierte. Weitere drei Jahre später, 1991, wurde er Zweiter beim »Mr. Olympia« und war nun fest entschlossen, im folgenden Jahr zu gewinnen. Während der Vorbereitung auf den »Mr. Olympia« 1992 trainierte er einige Zeit unter der Anleitung von Mike Mentzer in Kalifornien. [5] Zu dieser Zeit entschloss er sich, Mentzers Rat anzunehmen und zukünftig statt zwei Sätzen pro Übung nur noch einen Satz zu absolvieren, der jeweils über den Punkt des momentanen Muskelversagens hinaus führte. Zu Dorian Yates' bevorzugten Intensitätstechniken gehörten Intensivwiederholungen, bei denen er sich von einem Trainingspartner helfen ließ, wenn er aus eigener Kraft keine vollständige Wiederholung mehr schaffte. Außerdem trainierte er mit Reduktionssätzen, d.h. nach dem Muskelversagen reduzierte er schnell das Gewicht um 10-20 % und schloss einige weitere Wiederholungen an. In manchen Trainingseinheiten folgte darauf sogar noch eine zweite Gewichtsreduktion.

Eine weitere, beliebte Intensitätstechnik waren Teilwiederholungen. Beim Rudern mit der Langhantel z.B. führte er nach dem Wiederholungsmaximum noch Teilwiederholungen aus. Wenn er keine vollständige Wiederholung mehr schaffte, folgten zunächst einige Wiederholungen über drei Viertel des Bewegungsradius, dann über die Hälfte, dann über ein Viertel usw. Dies machte er, bis er die Hantel nur noch wenige Zentimeter bewegen konnte.

1992 gewann Dorian Yates den »Mr. Olympia« und verteidigte diesen Titel noch viermal, bevor er vom Wettkampfsport zurücktrat. Seine Erfolge und

---

Abb. 32 Mit dem HIT in den Jahren 1992-1996 zu fünf Siegen beim »Mr. Olympia«: Dorian Yates in Bestform.

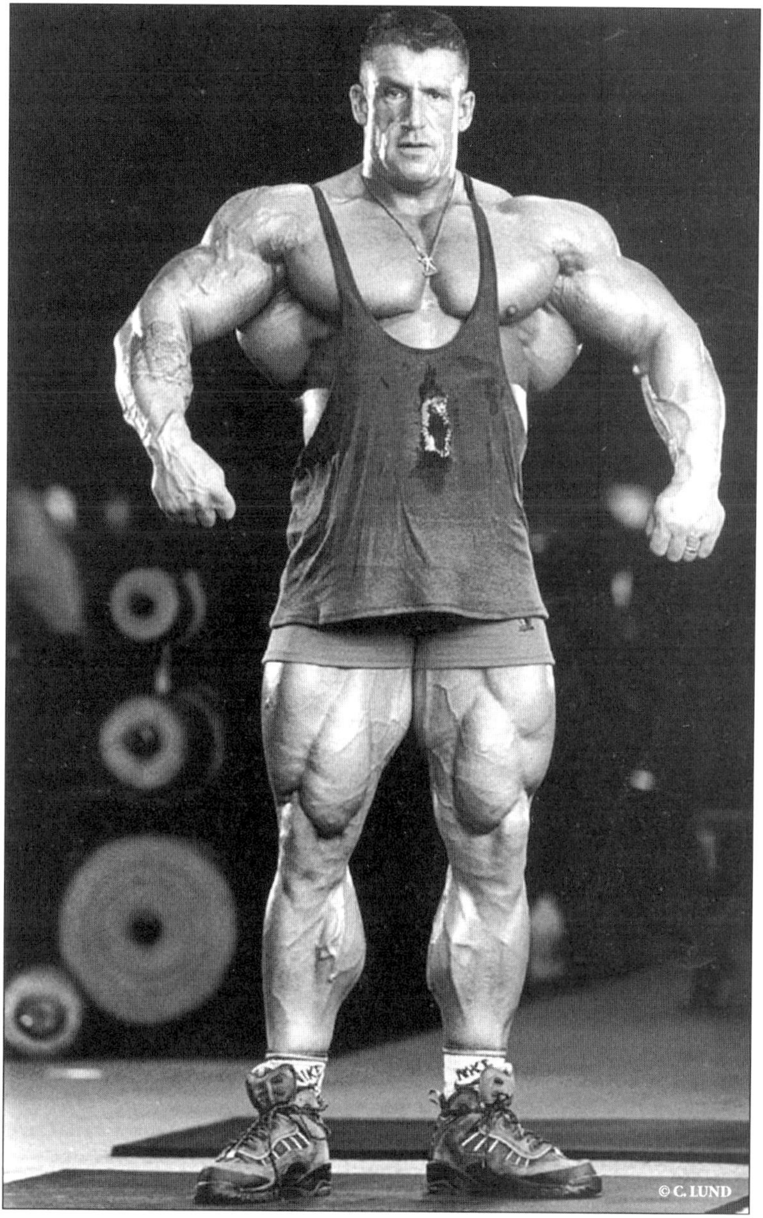
© C. LUND

die Geschwindigkeit, mit der er sich durch ein HIT innerhalb kürzester Zeit an die Spitze des Wettkampf-Bodybuildings katapultierte, haben die Diskussion darüber, welches denn nun das beste Trainingssystem ist, neu angefacht. Ob sich durch ein HIT oder ein Volumentraining besser Muskeln aufbauen lassen, wird seitdem wieder verstärkt diskutiert. Die Suche nach dem optimalen Trainingssystem für den Muskelaufbau ist eine Frage, die auch die Sportwissenschaft seit einiger Zeit beschäftigt; mehr dazu im folgenden Kapitel.

*

Tab. 43 Dorian Yates – HIT-Programm für Anfänger (1/3) [1,2,3]

Montag 1: Brust, Rücken, Schultern		Wiederholungen
• Bankdrücken (mittelschwer)	2	10-15
• Bankdrücken (schwer)	2	8-12
• Fliegende Bewegungen	2	12-15
• Latziehen (mittelschwer)	2	10-15
• Latziehen (schwer)	2	8-12
• Rudern	2	8-12
• Schulterheben	2	8-12
• Nackendrücken	2	8-12
• Seitheben	2	8-12
• Bauchpressen	2	10-20

Dienstag: kein Training

Mittwoch: Beine und Arme	Sätze	Wiederholungen
• Beinpressen (mittelschwer)	2	10-20
• Beinpressen (schwer)	2	8-15
• Beinstrecken	2	8-15
• Beincurls	2	8-15
• Wadenheben im Sitzen	2	10-20
• Langhantelcurls (mittelschwer)	2	10-20
• Langhantelcurls (schwer)	2	8-12
• Kurzhantelcurls	2	8-12
• Bankdrücken mit engem Griff	2	8-12
• Trizepsdrücken	2	8-12

Donnerstag: kein Training

Tab. 43 Dorian Yates – HIT-Programm für Anfänger (2/3) [1,2,3]

Freitag: Brust, Rücken, Schultern		Wiederholungen
• Bankdrücken (mittelschwer)	2	10-15
• Bankdrücken (schwer)	2	8-12
• Fliegende Bewegungen	2	12-15
• Latziehen (mittelschwer)	2	10-15
• Latziehen (schwer)	2	8-12
• Rudern	2	8-12
• Schulterheben	2	8-12
• Nackendrücken	2	8-12
• Seitheben	2	8-12
• Bauchpressen	2	10-20

Samstag und Sonntag: kein Training

Montag 2: Beine und Arme	Sätze	Wiederholungen
• Beinpressen (mittelschwer)	2	10-20
• Beinpressen (schwer)	2	8-15
• Beinstrecken	2	8-15
• Beincurls	2	8-15
• Wadenheben im Sitzen	2	10-20
• Langhantelcurls (mittelschwer)	2	10-20
• Langhantelcurls (schwer)	2	8-12
• Kurzhantelcurls	2	8-12
• Bankdrücken mit engem Griff	2	8-12
• Trizepsdrücken	2	8-12

Dienstag kein Training, dann weiter am Mittwoch mit Brust, Rücken, Schultern und Freitag werden dann Beine und Arme trainiert. Trainiert wird immer Mo, Mi, Fr., beide Trainingseinheiten wechseln sich stets ab.

Tab. 43 Dorian Yates – HIT-Programm für Anfänger (3/3) [1,2,3]

Im Gegensatz zu den meisten anderen Vertretern des HIT hat Dorian Yates nicht erst mit einem Volumentraining begonnen, bevor er sich dem hochintensiven Training zuwandte. Er richtete schon seine ersten Trainingseinheiten an den Grundlagen des HIT aus und trainierte intensiv, kurz und selten. Allerdings führte er zunächst kein reines Einsatz-Training durch, sondern absolvierte mindestens zwei Sätze von jeder Übung. Er begann das Training einer Muskelgruppe stets durch zwei vorgeschaltete Sätze mit höheren Wiederholungszahlen und führte dann zwei schwere Sätze der ersten Übung aus. So wärmte er sich z.B. für die Brust mit zwei mittelschweren Sätzen Bankdrücken auf, bevor er sich zwei weiteren, diesmal schweren Sätzen Bankdrücken als Bestandteil seines Brustprogramms zuwandte. Bei der zweiten Übung für diese Muskelgruppe diente dagegen der erste, etwas leichtere Satz als Einstimmung und Vorbereitung auf den zweiten, schweren Satz, der dann bis zum Wiederholungsmaximum führte. Ebenso hielt er es mit dem Rücken, den Beinen und den Armen.

*

Tab. 44 Dorian Yates – Standard HIT-Programm (1/3) [2,3,4,5]

Tag 1: Brust, Bizeps, Trizeps	Sätze	Wiederholungen
• Bankdrücken	3	12
• Bankdrücken (alternativ: Bankdrücken auf der negativ geneigten Bank)	1	6-8
• Schrägbankdrücken *anschließend 2-3 Intensivwiederholungen*	1	10
• Fliegende Bewegungen	1	10
• Fliegende Bewegungen *anschließend dreifacher Reduktionssatz*	1	8-10
• Konzentrationscurls	2	10
• Konzentrationscurls *anschließend dreifacher Reduktionssatz*	1	8-10
• Langhantelcurls	1	10
• Langhantelcurls *anschließend 1-2 Intensivwiederholungen*	1	10
• Hammercurls	1	10
• Hammercurls *anschließend dreifacher Reduktionssatz*	1	8-10
• Trizepsdrücken	1	10
• Trizepsdrücken *Reduktionssatz*	1	10-12
• Trizepsdrücken mit der Langhantel im Liegen	1	10
• Trizepsdrücken mit der Langhantel im Liegen	1	8-10
• Kurzhantel-Trizepsdrücken über Kopf	1	10
• Kurzhantel-Trizepsdrücken über Kopf *Reduktionssatz*	1	8-10

Tab. 44 Dorian Yates – Standard HIT-Programm (2/3) [2,3,4,5]

Tag 2: Beine	Sätze	Wiederholungen
• Beinstrecken	3	10
• Beinstrecken *anschließend Teilwiederholungen*	3	8-12
• Beinpressen	1-2	10
• Beinpressen *anschließend Teilwiederholungen*	1	8-12
• Hackenschmidt-Kniebeuge	2	10
• Hackenschmidt-Kniebeuge *anschließend Teilwiederholungen*	1	8-12
• Beinbeugen	2	10
• Beinbeugen *anschließend Teilwiederholungen*	1	8-12
• Kreuzheben	2	10
• Kreuzheben *Reduktionssatz*	1	8-12
• Wadenheben stehend	2	10
• Wadenheben stehend *Teilwiederholungen*	1	8-12
• Wadenheben sitzend	2	10
• Wadenheben sitzend *Teilwiederholungen*	1	8-12

Tag 3: Kein Training

Tab. 44 Dorian Yates – Standard HIT-Programm (3/3) [2,3,4,5]

Tag 4: Rücken und Schultern	Sätze	Wiederholungen
• Latziehen mit engem Untergriff	2	10
• Latziehen mit engem Untergriff *Reduktionssatz*	1	10
• Klimmzüge mit schulterweitem Obergriff	2	10
• Klimmzüge mit schulterweitem Obergriff und Zusatzgewicht	1	6-8
• Rudern vorgebeugt	1	10
• Rudern vorgebeugt *Teilwiederholungen*	1	8-10
• Nackendrücken mit Kurzhanteln	1	10
• Nackendrücken mit Kurzhanteln *Reduktionssatz*	1	8-10
• Seitheben im Sitzen	1	10
• Seitheben im Sitzen *dreifacher Reduktionsatz*	1	8-10
• Seitheben vorgebeugt	1	10
• Seitheben vorgebeugt *Reduktionssatz*	1	10-12
• Schulterheben	1	10
• Schulterheben *Teilwiederholungen*	1	8-10
• Hyperextensionen	2	12-15

Später ging Yates zu diesem hochintensiven Einsatz-Training über, wobei er jedoch an seinem Grundsatz festhielt, vor dem schweren Satz jeder Übung zunächst ein bis drei leichtere und weniger intensive Aufwärmsätze einzulegen. Der hochintensive Satz ging bis zum Punkt des momentanen Muskelversagens mit anschließenden Intensitätstechniken. Je nach Übung kamen dabei unterschiedliche Methoden zum Einsatz, nämlich Intensivwiederholungen beim Bankdrücken, sofern ein Trainingspartner zur Verfügung stand, Reduktionssätze und Teilwiederholungen bei den anderen Übungen.

KAPITEL 15

DAS OPTIMALE TRAININGSPROGRAMM AUS DER SICHT DER SPORTWISSENSCHAFT

Beflügelt von den großen Erfolgen, die Mentzer selbst und viele seiner Anhänger mit dem HIT erzielten, sowie den ersten empirischen Befunden der Trainingswissenschaft, die ebenfalls auf die enorme Effizienz des HIT zum Muskelaufbau verwiesen, ging Mentzer soweit, HIT als die einzig *richtige* Trainingsform zu bezeichnen und sah im Volumentraining eine *falsche* Methode: »In den meisten Fällen kombinieren die Bodybuilder unwissentlich ein mäßig intensives Bodybuilding/Krafttraining mit Ausdauertraining (nach dem Prinzip ›je mehr, desto besser‹). Da der Körper nur begrenzt anpassungsfähig ist, kommt ein gemischtes Ergebnis dabei heraus, d.h. ein bisschen Kraft und Muskelmasse zusammen mit etwas Ausdauer. Das Ergebnis ist letztendlich, dass sie Jahre für die Entwicklung ihres Körpers aufwenden müssen. Hätten sie nach der richtigen Methode trainiert, hätten sie für das gleiche Resultat nur einen Bruchteil dieser Zeit benötigt. Mehr noch, wie es nur allzu häufig der Fall ist, stellen viele aufgrund von Frustration und Misserfolgen ihr Training komplett ein...« [1]

Im Gegenzug warf Dr. Frederick Hatfield, ein ehemaliger Kraftdreikämpfer der Weltklasse und Befürworter des Mehrsatztrainings, Mentzer vor, mit dem HIT eine *falsche* Trainingsform zu propagieren. Er verunglimpfte den Titel von Mentzers Buch *Heavy Duty* als »Heavy Doodie« (in Anlehnung an das Wort »doodle«, was »Gekritzel, Geschmiere« bedeutet) und empfahl das

Volumentraining als die *richtige* Trainingsmethode zum Aufbau größtmöglicher Muskelmasse. [2] Als Beleg dafür, dass das Volumentraining die einzig richtige Trainingsform sei, wird in der Regel der Erfolg von Arnold Schwarzenegger und anderen Athleten angeführt, die nach dieser Methode trainierten. Abgesehen davon, dass Arnold Schwarzenegger selbst das Volumen seines Trainings variierte, also auf Periodisierung setzte, schwelt dieser Streit schon viele Jahre.

Richtig oder falsch?

An dieser Stelle drängt sich die Frage auf, warum ausgerechnet die besten Bodybuilder der Welt sich gegenseitig vorwarfen, die Trainingsmethode, die der jeweils andere bevorzugte, sei »falsch«. Sind sie nicht selbst der beste Beweis dafür, dass unterschiedliche Methoden zum Ziel führen können? Die Bandbreite des Methodenspektrums reichte dabei von täglichem, mehrstündigen Training mit geringer Intensität das ganze Jahr über à la Bill Pearl oder Serge Nubret bis hin zu hochintensiven, manchmal nur halbstündigen Trainingseinheiten drei-, zwei- oder gar nur einmal pro Woche wie bei den Mentzers, Viator oder Yates. Wieder andere Athleten wählten einen Mittelweg und nutzten beide Methoden wie z.B. Boyer Coe oder sie periodisierten ihr Training, wie Frank Zane.

Bei näherer Betrachtung der Trainingsprogramme im vorliegenden Buch sollte ohnehin klar geworden sein, dass bezüglich der Frage nach dem besten Training Schwarz-Weiß-Malerei nicht angebracht ist. Viele Athleten und ihre jeweiligen sportlichen Biografien liefern ja selbst den besten Beleg dafür: Mike Mentzer, der vehementeste Verfechter des HIT, trainierte in den ersten Jahren nach dem Volumentraining, zwar bei weitem nicht so erfolgreich wie später mit dem HIT, qualifizierte sich aber immerhin schon für bedeutende Wettkämpfe. Frank Zane nutzte für seine Siege beim »Mr. Olympia« sowohl das Einsatztraining als auch das Volumentraining. Sergio Oliva trainierte gern mehrere Stunden am Stück, und das am liebsten täglich und brachte es auf diese Weise zu mehreren Siegen beim »Mr. Olympia«. Die unbestritten beste Form seines Lebens erreichte er aber erst mit einem HIT-Programm. Diese Beispiele zeigen, dass Kategorien wie »richtig« und »falsch« hier fehl am Platze sind. Stattdessen gilt es für jeden Athleten, die Trainingsmethode zu finden, die seinen Lebensumständen und persönlichen Vorlieben Rechnung trägt.

Dass ein Trainingsprogramm nur dann mit Freude und Enthusiasmus und damit letztlich auch erfolgreich betrieben werden kann, wenn es den eigenen Bedingungen bestmöglich entspricht, liegt auf der Hand. Auch hier können die führenden Protagonisten der jeweiligen Methode als Beispiel dienen. Mike Mentzer z.B. genoss es, seine Muskulatur bis zum Versagen zu trainieren, die eigenen Grenzen immer weiter hinaus zu schieben und alle Energie in nur einen Satz hineinzulegen. Beim Volumentraining hingegen hatte er stets das Gefühl, seine Zeit zu verschwenden und er hatte den Eindruck, dass das tägliche, mehrstündige Training ihm die Zeit raubte für andere wichtige Dinge des Lebens: »Wenn ich den Körper eines Champions nur dadurch entwickeln konnte, wenn ich alles andere aufgab und ein Viertel meiner wachen Stunden in einem miefigen Fitnessraum verbrachte, war es das einfach nicht wert.«[1]

Allerdings bedeutete das nicht, dass er die Leistungen der Athleten, die nach der Volumenmethode trainierten, nicht anerkannt hätte. Ganz im Gegenteil: Bei allen Kontroversen bezeichnete er Arnold Schwarzenegger stets als den größten Bodybuilder alle Zeiten. Umgekehrt verhielt es sich genauso: Auch wenn er betonte, selbst nie so trainieren zu wollen, war Schwarzenegger tief beeindruckt vom HIT und voller Anerkennung für die Leistungen der Athleten, die nach einem solchen Programm trainieren. Als er 1971 auf Einladung von Arthur Jones auf dessen Anwesen in Florida zum ersten Mal mit dem HIT konfrontiert wurde und Casey Viator beim Training zusah, schwärmte er anschließend von dessen Trainingsintensität.

So schrieb Arnold Schwarzenegger in der Juni-Ausgabe der Zeitschrift *Muscle Builder* von 1972: »Viator ist ein Monster beim Training. Ich habe in meinem ganzen Leben noch nie jemanden gesehen, der so intensiv trainiert. Er attackiert die Gewichte, er attackiert die Maschinen und die meiste Zeit quält er sich bis zum Äußersten. Er macht Intensivwiederholungen, bis einem schon vom Zusehen übel wird. Er schindet sich, bis er blau wird im Gesicht. Er pumpt soviel Blut in den trainierten Muskel, dass er aussieht wie ein Mini-Zeppelin. (...) Er geht in jedem Satz so weit, bis er keine Muskelfaser mehr bewegen kann. Er durchblutet den Muskel, bis der Muskel sich nicht mehr bewegen kann. Das ist vorzügliche Trainingsqualität, multipliziert mit einem Maß an Hingabe und wahnsinniger Entschlossenheit, die noch kein Bodybuilder je versucht hat. Wenn ich jeden Tag so trainieren müsste, würde ich so tun, als hätte ich mir einen Bruch gehoben und nach Österreich zurückgehen, um Skilehrer zu werden.« [3]

Wenn die Athleten beider Seiten also auch anerkennende Worte füreinander fanden, handelte es sich also bei der Kontroverse um Volumen oder HIT nur um ein Scheingefecht? Noch heute will der Streit nicht abklingen, und der Ton ist z.T. noch immer so scharf wie zu Beginn der Auseinandersetzung. Die gegenseitige Wertschätzung der Athleten und ihrer Leistungen verdeutlicht aber, dass es nicht darum gehen kann, Trainingsmethoden in die Kategorien »richtig« oder »falsch« einzuordnen, sondern dass es vielmehr darum geht, die optimale Methode für sich selbst zu finden.

In diesem Zusammenhang gilt es auch mit einem anderen Missverständnis aufzuräumen, nämlich den unbegründeten Vorbehalten gegenüber einem Training bis zum Punkt des momentanen Muskelversagens. Dieses Missverständnis beruht auf der Konnotation des Wortes »Versagen«, das im Deutschen wie im Englischen (»failure«) einen negativen Klang hat.

In diesem Zusammenhang muß auch das bereits erwähnte Zitat von Bill Pearl noch einmal überdacht werden, der davor gewarnt hatte: »Wenn man eine Trainingseinheit absolviert und diese besteht aus, sagen wir, neun Übungen, von denen Sie jeweils drei Sätze ausführen und jeder dieser Sätze geht bis zum Muskelversagen, bei dem Sie es also nicht schaffen, die letzte Wiederholung abzuschließen, dann haben Sie in dieser Trainingseinheit 27mal versagt!

Das hört sich für mich nicht sehr erfolgreich an.« [4] Der letzte Satz ist dabei symptomatisch: Es *klingt* nicht sehr erfolgreich. Genau in dieser Assoziation liegt das Missverständnis begründet. Man assoziiert damit, dass man »versagt« hat, dass man ein angestrebtes Ziel nicht erreicht hat. Beim Training ist es aber genau umgekehrt! Beim Training bis zum Punkt des momentanen Muskelversagens stellt man nämlich sicher, dass man die größtmögliche Wiederholungszahl auch tatsächlich erreicht hat. Man hat also nicht im Geringsten »versagt«! Wenn man den Satz vor dem Punkt des momentanen Muskelversagens beendet, kann man nie mit Sicherheit sagen, ob man noch zu einer weiteren Wiederholung, noch zu zwei oder zu noch mehr Wiederholungen in der Lage gewesen wäre.

Grundlegende Prinzipien

Wenn man die Vor- und Nachteile bestimmter Trainingsprogramme bewerten will, sollte man berücksichtigen, dass Trainingsprogramme auf bestimmten Methoden und diese wiederum auf Prinzipien, oder besser »Grundsätzen« beruhen. Der Begriff »Trainingsprinzip« wird im Bodybuilding eigentlich falsch verwendet. In den Weider-Publikationen finden sich unter dem Sammelbegriff »Weider-Prinzipien« Bezeichnungen wie »Split-Prinzip«, »Vorermüdungsprinzip« usw. Bei diesen Dingen handelt es sich aber nicht um Prinzipien, sondern um Trainings*methoden.*

Trainingsprinzipien sind dagegen allgemein gültige Grundlagen des Trainings, die für alle Methoden Gültigkeit haben. Eines dieser Prinzipien ist das des »trainingswirksamen Reizes«. Darunter versteht man, dass es nur zu einer Anpassungsreaktion des Körpers kommt, wenn der Trainingsreiz einen gewissen Schwellenwert überschreitet, d.h. die Belastung muss intensiv und lang genug sein, um einen Wachstumsreiz zu setzen. Weitere Prinzipien sind z.B. das des optimalen Verhältnisses von Training und Erholung, das Prinzip der individualisierten Belastung (was dem einen zu schwer ist, ist für den anderen zu leicht) und das Prinzip der Progression, d.h. die Belastung muss fortlaufend gesteigert werden, sonst kommt das Muskelwachstum zum Stillstand. Zusammenfassend kann man also sagen, dass ein Trainingsprogramm dann wirksam ist, wenn es die folgenden Bedingungen erfüllt:

- Es müssen trainingswirksame Reize gesetzt werden;
- die Trainingswirksamkeit einer Belastung ist individuell verschieden;
- die Belastung ist progressiv, d.h. sie wird schrittweise gesteigert, damit der Organismus sich ständig an ein höheres Niveau anpassen muss;
- nach der Reizsetzung muss dem Körper eine Ruhephase gestattet werden, in der sich der Organismus erholt und durch die superkompensatorische Wirkung des Trainings physiologische Anpassungsprozesse (hier: Muskelwachstum) stattfinden können;
- das Training muss kontinuierlich sein.

Folgerungen für die Trainingspraxis

Trainingsprogramme sind dann Erfolg versprechend, wenn sich diese Trainingsprinzipien in der Gestaltung des Trainings wiederfinden.

Das Prinzip des trainingswirksamen Reizes: Im Laufe der Zeit konnte durch eine Vielzahl empirischer Studien gezeigt werden, welche Gewichtsbelastungen und Wiederholungszahlen effektiver zu einer Zunahme an Muskelquerschnitt führen als andere. Für das Muskelwachstum hat es sich als günstig erwiesen, wenn die Trainingsgewichte so gewählt werden, dass innerhalb von sechs bis zwanzig Wiederholungen das Wiederholungsmaximum erreicht wird. Auch andere Wiederholungsbereiche können ein Muskelwachstum nach sich ziehen, doch die Übergänge sind z.T. schwer auszumachen und wahrscheinlich auch von Person zu Person verschieden.

Dass ein bestimmter Bereich von Gewichten und Wiederholungszahlen ein Muskelwachstum bewirkt, lässt sich darauf zurückführen, dass in diesem Bereich die für eine Anpassung erforderliche Reizschwelle überschritten wird. Der Muskel wird also gezwungen, während der Kontraktion ein bestimmtes Maß an Spannung aufzubringen und diese über einen ausreichend langen

Zeitraum aufrecht zu erhalten (»Time under Tension«). Anschließend ist eine Ruhephase erforderlich, während der Proteine in den Muskelzellen angelagert werden, um den trainingsbedingten Muskelverschleiß wieder auszugleichen, und zwar über das Ausgangsniveau hinaus; daher die Bezeichnung »Superkompensation«.

Wenn diese Voraussetzungen erfüllt sind, kommt es bereits nach nur einem Satz pro Übung zu einer Anpassungsreaktion, also einem Muskelwachstum.

Sowohl durch ein HIT, als auch durch ein Volumentraining stellt sich ein größerer Muskelzuwachs ein als bei anderen Krafttrainingsarten, wie z.B. dem Maximalkrafttraining. Das liegt u.a. an der Ermüdungsaufstockung, die bei anderen Formen des Krafttrainings bewusst gemieden wird. Während Gewichtheber z.B. sich zwischen ihren Sätzen meist mehrere Minuten ausruhen, um den nächsten Satz wieder mit möglichst vollständig erholter Muskulatur angehen zu können, ist die Ermüdungsaufstockung beim Muskelaufbautraining der Bodybuilder ein zentrales Trainingsziel.

Die Ermüdungsaufstockung in der trainierten Muskulatur kann dabei auf zwei unterschiedliche Arten erfolgen. Beim Volumentraining erschöpft man die trainierte Muskulatur durch mehrere nacheinander ausgeführte Sätze für dieselbe Zielmuskulatur, ohne dass Pausen bis zur vollständigen Erholung eingelegt werden. Beim HIT erreicht man die besonders intensive Erschöpfung der Zielmuskulatur innerhalb eines Satzes durch die Anwendung von Intensitätstechniken über den Punkt des momentanen Muskelversagens hinaus.

Das Prinzip der individuellen Trainingswirksamkeit eines Reizes: »Wie viel Gewicht sollte man bei dieser Übung nehmen?« ist eine häufig gestellte Frage bei der Planung von Trainingsprogrammen. Es liegt aber auf der Hand, dass sich diese Frage nicht pauschal beantworten lässt, weil das angemessene Trainingsgewicht vom individuellen Leistungsstand abhängig ist. Natürlich muss jemand, der gerade erst mit dem Training beginnt, andere Gewichte wählen als der aktuelle »Mr. Olympia«! Doch auch bezogen auf eine bestimmte Person lässt sich diese Frage immer nur unter Einbeziehung des aktuellen

Leistungsvermögens beurteilen. Ein Gewicht, das anfangs noch angemessen ist, kann z.B. nach einigen Wochen Training zu leicht sein, um die erforderliche Spannungshöhe und damit ein Muskelwachstum auszulösen. Nach einer längeren Trainingspause kann es sich auch umgekehrt verhalten: Ein Gewicht, das früher angemessen war, ist nun viel zu schwer.

Aus diesem Grund orientiert man sich bei der Wahl der Trainingsgewichte an zwei Kriterien. Eine Möglichkeit besteht darin, das aktuelle Maximalgewicht für eine Wiederholung zu ermitteln. Dafür wird ausprobiert, wie viel Gewicht man bei einer bestimmten Übung höchstens einmal bewegen kann. Für die Trainingssätze nimmt man in der Regel 60-85 % des ermittelten Maximalgewichts. Da aber Maximalkrafttests stets eine gewisse Verletzungsgefahr mit sich bringen, erfolgt die Bestimmung der Trainingsgewichte besser durch die Orientierung an bestimmten Wiederholungsmaxima. Das bedeutet, man verwendet ein Gewicht, mit dem nach einer bestimmten Wiederholungszahl keine weitere Wiederholung mehr möglich ist. »12WM« bedeutet demnach, dass ein Gewicht gewählt wird, mit dem höchstens 12 Wiederholungen ausgeführt werden können.

Das Prinzip des progressiven Trainings: Im Training konfrontiert man die Muskulatur mit einem überschwelligen Reiz. Nach der anschließenden Ruhephase passt sich die Muskulatur an; sie wird massiger und stärker. Daher müssen die Trainingsbelastungen mit zunehmender Leistungsfähigkeit gesteigert werden, damit es weiterhin zu einer Anpassungsreaktion des Körpers kommt. Am einfachsten wird dies deutlich am Beispiel der Trainingsgewichte. Wenn die Trainingsgewichte nie gesteigert werden, ist auch keine Kraft- und Muskelzunahme zu erwarten. Kurzfristig kann jedoch auch bei gleich bleibenden Trainingsgewichten eine Steigerung der Belastung erreicht werden, indem z.B. die gleiche Anzahl an Sätzen und Wiederholungen in kürzerer Zeit ausgeführt wird.

Das Prinzip der optimalen Relation von Belastung und Erholung: Dieses Prinzip beschreibt das Verhältnis zweier sich gegenseitig bedingender Faktoren. Wie ein trainingswirksamer Reiz beim Muskelaufbautraining zustande kommt, wurde schon angesprochen: Der Muskel wird für eine bestimmte Dauer einer bestimmten Spannung ausgesetzt und damit überschwellig gereizt. Dieser überschwellige Reiz setzt sich zusammen aus den Parametern

a) Reizintensität,
b) Reizdauer,
c) Reizumfang und
d) Reizdichte, die sich alle wechselseitig bedingen.

Die Parameter a, b und c, also Intensität, Dauer und Umfang des Trainings ergeben zusammen die Belastung. Die Reizdichte dagegen beschreibt, mit welchem zeitlichen Abstand die Reize, in diesem Fall die Trainingseinheiten, aufeinander folgen. Eine Faustregel über den Zusammenhang der Parameter besagt, dass, wenn ein Parameter verändert wird, auch die anderen Parameter entsprechend verändert werden müssen. Wenn z.B. wie beim HIT die Trainingsintensität gesteigert wird, darf nicht gleichzeitig auch das Trainingsvolumen gesteigert werden, sonst kommt es zwangsläufig zum Übertraining: Die Belastung wird so groß, dass das Muskelwachstum zum Stillstand kommt. Hält die Überlastung an, werden sogar Muskeln abgebaut. Wenn man also einen der Parameter steigert, aus denen sich die Belastung zusammensetzt, muss man die Reizdichte vermindern, d.h. längere Ruhephasen einkalkulieren oder das Training periodisieren, um mehr Zeit für die Erholung zu finden.

Ein grundsätzliches Problem hinsichtlich des optimalen Verhältnisses von Belastung und Erholung besteht darin, dass man nicht genau ermitteln kann, wann die Phase der Superkompensation abgeschlossen ist. Dies wäre der optimale Zeitpunkt für die nächste Trainingseinheit. Unglücklicherweise ist es noch immer nicht möglich, diesen Zeitpunkt exakt zu bestimmen. Man kann lediglich versuchen, anhand bestimmter körperlicher Reaktionen (erhöhter Ruhepuls, nicht abklingender Muskelkater), subjektivem Befinden (Gereiztheit, Schlaflosigkeit) oder Verfolgung der Kraftentwicklung durch Protokollierung der verwendeten Trainingsgewichte (bei Übertraining sinkt die Kraftleistung, während sie bei optimaler Reizdichte kontinuierlich ansteigt) herauszufinden, wann die Wiederherstellung nach der Belastung abgeschlossen ist.

Dabei ist es ungemein wichtig, dass keine allgemein gültigen Aussagen dazu getroffen werden können, wann es soweit ist. Die Regenerationsfähigkeit fällt nämlich nicht nur von Mensch zu Mensch verschieden aus, sondern kann auch bei einem einzelnen Menschen stark variieren. Wenn nämlich neben dem Training plötzlich harte körperliche Arbeit verrichtet werden muss (etwa durch einen Umzug), kurzfristig wichtige Prüfungen anstehen, die psychisch belasten oder es zu Streit mit dem Partner kommt, der zur Schlaflosigkeit führt – immer dann muss auch ein bisher recht erfolgreiches Trainingsprogramm angepasst werden, indem die Belastung reduziert wird. Umgekehrt gilt: In Phasen, in denen man ausgeruht und gut erholt trainieren kann, darf die Belastung progressiv gesteigert werden.

Das Prinzip des kontinuierlichen Trainings: Die Muskulatur passt sich an Belastungen an, indem sie wächst. Dazu muss die Trainingsbelastung aber fortlaufend sein. Der Effekt der besten Trainingseinheit verpufft, wenn nicht in einem zeitlich angemessenen Abstand das nächste Training folgt. Der Körper reagiert nur dann mit einer Leistungssteigerung, wenn er kontinuierlich überschwellig gereizt wird. Das bedeutet nicht, dass ohne Unterlass trainiert werden muss. Von Zeit zu Zeit eine Trainingspause einzulegen, kann insgesamt sogar förderlich sein und im Sinne einer angemessenen Periodisierung sogar zu größeren Fortschritten führen als wenn das ganze Jahr über ohne Pause trainiert wird.

Wenn die Unterbrechungen aber öfter und länger ausfallen als die Phasen, in denen regelmäßig trainiert wird, ist keine Kontinuität des Trainings mehr gegeben. Zwei Monate am Stück täglich zu trainieren und dann drei Monate zu pausieren, das wird am Ende keine nennenswerten Fortschritte bringen. Wenn dieselbe Anzahl an Trainingseinheiten aber sinnvoll über den gleichen Zeitraum verteilt wird, lassen sich bedeutende Fortschritte erzielen.

Viele Wege führen zum Olymp

Wenn man die Trainingsprogramme der erfolgreichsten Athleten betrachtet, so muss man feststellen, dass sie häufig grundverschieden sind: Serge Nubret trainierte mit sehr leichten Gewichten und das täglich mehrere Stunden, Casey Viator trainierte mit schweren Gewichten, aber nur wenige Minuten lang und das auch nur zwei- bis dreimal die Woche. Sergio Oliva trainierte am liebsten spät abends nach der Arbeit. Bill Pearl dagegen in aller Frühe, sodass er gegen sechs Uhr morgens sein Training schon hinter sich hatte. Serge Nubret war bekannt dafür, Unmengen an Fleisch und Fisch zu konsumieren, während Bill Pearl mit rein vegetarischer Nahrung zweimal »Mr. Universum« wurde. Einige Champions wählten Splitprogramme mit bis zu sechs verschiedenen Trainingseinheiten pro Muskelgruppe, während andere ein Ganzkörpertraining bevorzugten. Die Aufzählung der Unterschiede ließe sich beliebig fortsetzen.

Trotz dieser Abweichungen lassen sich mit den unterschiedlichsten Programmen vergleichbare Resultate erzielen. Was auf den ersten Blick unverständlich erscheint, kann aus trainingswissenschaftlicher Sicht nicht verwundern. Denn alle Trainingsprogramme haben etwas gemeinsam: Sie bauen auf den wichtigsten Trainingsprinzipien auf. Damit erfüllen sie die Anforderungen an ein Erfolg versprechendes Trainingsprogramm: trainingswirksame Reize, Progression der Belastung, optimales Verhältnis von Belastung und Erholung sowie kontinuierliches Training – jeweils ausgerichtet auf die individuellen Bedürfnisse eines Athleten und seine aktuelle Leistungsfähigkeit.

Das alles ist nur zu einleuchtend. Und doch wollen sich viele Athleten nicht damit zufrieden geben und suchen immer wieder nach verborgenen Gründen, warum einige Athleten stetige Fortschritte machen, während andere stagnieren. Vielleicht gibt es da doch Etwas, wenn man auch nicht von einem Geheimnis sprechen kann. Es ist vielmehr so, dass zwei wichtige Punkte bei der Planung und Durchführung von Trainingsprogrammen häufig übersehen werden: Beständigkeit und die permanente Anpassung an die aktuellen Erfordernisse.

Erfolgsgeheimnisse, die eigentlich keine sind

Beständigkeit: Alle der vorgenannten Trainingsprinzipien und Faktoren sind wichtig, um an Muskelmasse und Kraft zuzulegen. Und jedes der bisher aufgeführten Trainingsprogramme berücksichtigt diese Grundlagen. Trotzdem ist die Notwendigkeit der Kontinuität des Trainings ein Aspekt, dem häufig nicht genug Beachtung geschenkt wird. Man kann im Training alles richtig machen, doch ohne die erforderliche Beständigkeit werden sich keine optimalen Ergebnisse einstellen. Und genau hier liegt wahrscheinlich das eigentliche Geheimnis des Erfolges der im vorliegenden Buch angeführten Athleten.

Wie schon erwähnt, ist kein großer Fortschritt zu erwarten, wenn geplante Trainingseinheiten versäumt werden. Mit jedem ausgefallenen Training reduziert sich der zu erwartende Nutzen. Insbesondere bei einem Splitprogramm wird das dazu führen, dass das Programm für die ganze Trainingswoche durcheinander gerät. Bei einem Ganzkörperprogramm hingegen verlängert sich lediglich die Ruhephase um einen Tag, aber dazu muss das ausgefallene Training dann am nächsten Tag nachgeholt werden.

Erfolgreiche Bodybuilder räumen ihrem Training höchste Priorität ein. Sie verpassen keine Trainingseinheit. Und wenn sie trainieren, zählt nur das Training und sonst nichts. Arnold Schwarzenegger verdeutlichte dies im Dokumentarfilm *Pumping Iron*: Während er trainierte, würde es ihn nicht kümmern, wenn sein vor dem Studio geparktes Auto gestohlen würde! Diese Bedeutung des Trainings führt häufig dazu, dass viele Profi-Athleten es vorziehen, das Training am frühen Morgen zu absolvieren; so können sie am besten verhindern, dass der Ablauf gestört wird. Von anderen Bodybuildern sind ähnliche Bemerkungen bekannt. Bill Pearl wurde 1995 von Robert Kennedy, dem Herausgeber des *Musclemag International* einmal gefragt, wie viele Trainingseinheiten er in den letzten 35 Jahren habe ausfallen lassen. Nach kurzem Nachdenken antwortete Pearl. »Drei bis vier dürften das gewesen sein...« [5]

Diese Hingabe ist typisch für die Beständigkeit erfolgreicher Athleten, die in der Regel alles daran setzen, eine geplante Trainingseinheit auch auszuführen. Drei bis vier ausgefallene Trainingseinheiten in 35 Jahren sind eine derart beeindruckende Zahl, dass man sie leicht für unrealistisch halten könnte. Aber diese Frage geht Hand in Hand mit einer angemessenen Trainingsplanung. Für anstehende Phasen, bei denen man davon ausgehen kann, dass nur wenig Zeit zur Verfügung steht (Prüfungen, private Verpflichtungen, andere Sportwettkämpfe, etc.), sollte man von vornherein ein Programm mit geringerem Umfang und weniger Trainingstagen pro Woche wählen. Daneben ist es wichtig, dass man stets in der Lage ist, auf veränderte Rahmenbedingungen zu reagieren. Wenn z.B. das Trainingsprogramm ein Brusttraining vorsieht, das aus insgesamt 15 Sätzen besteht, lässt man die Einheit nicht ausfallen, wenn man nur Zeit für fünf Sätze hat. Stattdessen sollte man spontan auf die veränderte Situation reagieren und das Programm entsprechend anpassen, d.h. weniger Sätze, aber dafür vielleicht intensiver trainieren. Und wenn man nicht einmal genügend Zeit hat, ins Studio zu gehen, kann man zuhause wenigstens Liegestütze ausführen. Zehn Sätze Liegestütze in verschiedenen Varianten mit der jeweils höchstmöglichen Wiederholungszahl und kurzen Pausen zwischen den Sätzen sind unter dem Aspekt der Kontinuität definitiv besser als wenn die angesetzte Trainingseinheit ersatzlos ausfallen würde. Darüber hinaus gibt es viele weitere Übungen, die auch ohne Geräte ausgeführt werden können und eine improvisierte Trainingseinheit ermöglichen.

Es werden sich immer wieder Umstände ergeben, die das Training gefährden. Dann kommt es auf die richtige Einstellung an: Der mehrfache »Mr. Olympia« Dorian Yates geriet z.B. 1990 auf dem Weg zum Training in einen Schneesturm, in dessen Verlauf die Straße für den Autoverkehr gesperrt wurde. Daraufhin nahm Yates seine Trainingstasche und lief die restlichen sechs Meilen zu Fuß. [6] Im Jahr darauf gewann er seine erste internationale Profi-Meisterschaft, die »Night of the Champions« in New York.

Flexibilität: Ein zweiter wichtiger Aspekt des Erfolges ist die Unvoreingenommenheit gegenüber neuen Trainingsmethoden und -programmen. Sergio Oliva und Frank Zane sind zwei gute Beispiele für Athleten, die mit dem Volumentraining hervorragende Ergebnisse erzielt haben. Trotzdem waren beide bereit, das HIT auszuprobieren, als es ihre jeweilige Situation erforderte. Frank Zane wechselte aufgrund vorübergehenden Zeitmangels zum HIT, während Sergio Oliva nach neuen Wegen suchte, um sein Training effektiver zu gestalten. Bei Boyer Coe verhielt es sich umgekehrt: Er schätzte das HIT zum Aufbau von Muskelmasse, wechselte vor Wettkämpfen aber regelmäßig zum Volumentraining. So konnte er auf das ungeliebte Ausdauertraining verzichten und trotzdem genug Fett verbrennen, um auf der Bühne in Topform anzutreten.

Auch wenn kein Zweifel daran bestehen kann, dass das HIT die effizienteste aller Trainingsmethoden ist – bei keiner anderen Methode ist das Verhältnis zwischen Zeitaufwand und Ertrag derart spektakulär – zeigen die Beispiele der erfolgreichsten Athleten, wie wichtig es ist, jeweils die *der Situation angemessene* Trainingsmethode zu wählen. Das kann auch bedeuten, dass in unterschiedlichen Phasen unterschiedliche Methoden und damit auch unterschiedliche Trainingsprogramme den größtmöglichen Fortschritt bringen. Frank Zane und Arnold Schwarzenegger nutzten nicht nur unterschiedliche Trainingsmethoden, sondern periodisierten ihr Training sogar über das ganze Jahr hinweg. Sie kombinierten z.B. Phasen mit wenig Training, schwerem Gewicht und hoher Intensität mit solchen Phasen, in denen häufiger und länger, dafür aber weniger schwer, bzw. weniger intensiv trainiert wurde.

Die Beispiele in diesem Buch zeigen, wie groß die Bandbreite guter Trainingsprogramme sein kann. Sie bieten viele Anregungen für das eigene Training. Denken Sie immer daran: Nur das Programm ist für Sie das beste, welches optimal an Ihre eigenen, ganz individuellen Bedürfnisse angepasst ist. In diesem Sinne: Viel Erfolg beim Training!

* * *

QUELLEN

1. Die Entstehung des Bodybuildings

1 Little, J. (1993): Interview with John Grimek, in: Flex 6/1993.

2 Gießing, J. (2002): Das Muskelaufbautraining beim Bodybuilding. Eine kritische Analyse aus sportwissenschaftlicher Sicht. Marburg: Tectum-Verlag.

3 Webster, D. (1979): Bodybuilding—an illustrated history. New York: Arco Publishing.

4 Gießing, J./Todd, J. (2005): The origins of German bodybuilding: 1790-1970, in: Iron Game History 2/2005.

5 Roark, J. (2006): Siegmund Klein: featuring 2006 Joe Weider's bodybuilding hall of fame inductee, in: Flex 4/2006.

6 Chapman, D. (1994): Die wahre Story von Muscle Beach, in: Sportrevue 8/1994.

7 Webster, D. (1976): The Iron Game. Irvine, Scottland: Selbstverlag.

2. John Grimek

1 Prokop, D. (1994): Power & Passion, in: Sportrevue 5/1994.

2 Grimek, J. (1994): My first 70 years in the iron game. The John Grimek story, in: Musclemag International 10/1994.

3 Hofman, B. (1934): Weight lifting shows and events, in: Strength & Health, May 1934.

4 Fair, J. (1999): The weightlifting exploits of John C. Grimek, in: Iron Game History 4/1999.

5 Grimek, J. (1991): Wisdom of John Grimek, in: Musclemag International 6/1991.

6 Halle, D. (1966): The great John Grimek, in: Muscle Training Illustrated 11/1966.

3. Steve Reeves

1 Reeves, S. (1995): Was die heutigen Champs nicht sagen, in: Sportrevue 5/1995.

2 Rader, R. (1947): Steve Reeves—»Mr. America« 1947, in: Ironman 5/1947.

3 Frumkes, R. (1994): An interview with Steve Reeves, in: The Vision Magazine. July 1994.

4 Little, J. (1990): Steve Reeves: the man, the legend, in: Musclemag International 5/1990.

5 Pearl, B. (1995): Unvergessliche Eindrücke, in: Sportrevue 5/1995.

6 Grimek, J. (1964): How Steve Reeves trained, in: Muscular Development 11/1964.

7 Mozee, G. (1994): Steve Reeves. Unsterblich im Olymp der Bodybuilding-Superstars, in: Sportrevue 2/1994.

8 Little, J. (1993): Crossover legend, in: Flex 1/1993.

9 Liederman, E. (1967): The magnificent Steve Reeves, in: Muscle Training Illustrated 3/1967.

10 Reeves, S. (1997): Never overtrain with the classic physique workout, in: Muscular Development 8/1997.

4. Reg Park

1 Grannis, L. (1996): Reg Park: A legend among mortal men, in: Musclemag 11/1996.

2 Park, R. (1960): Strength & Bulk Training for Weight Lifters and Body Builders. London.

3 Lurie. D. (1973): Interview with Reg Park, Mr. Universe, in: Muscle Training Illustrated 1/1973.

4 Park, R. (1973): Mr. Universe arm routine, in: Muscle Training Illustrated 5/1973.

5 Park, R. (1974): Mr. Universe on calves, in: Muscle Training Illustrated 8/1974.

5. Bill Pearl

1 Pearl, B. (2001): Getting stronger. Bolinas: Shelter Publications.

2 Pearl, B. (2008): 20 weeks to a champion physique. Published online on: www.billpearl.com

3 Weiss, D. (2003): Bill Pearl's super nutrition seminar. (o.V.)

4 Pearl, B. (1968): How to build big arms, in: Muscle Training Illustrated 1/1968.

5 Douglas, T. (1967): The spectacular Bill Pearl, in: Muscle Training Illustrated 3/1967.

6 Pearl, B. (1967): How to build a super chest, in: Muscle Training Illustrated 5/1967.

7 Perine, S. (2009): Pearl's wisdom. Muscle & Fitness speaks to a legend of the iron game, Bill Pearl, as he looks back on bodybuilding's golden age, in: Muscle & Fitness 3/2009.

6. Freddy Ortiz

1 Ortiz, F. (1966): Speedway to terrific triceps, in: Muscle Training Illustrated 4/1966.

2 Robson, D. (2008): A rare interview with legendary bodybuilder Freddy Ortiz. Published online on www.bodybuilding.com

3 Ortiz, F. (1965): How I build my 19,5" arms, in: Muscle Training Illustrated 1/1965.

4 Ortiz, F. (1966): You can build a stupendous back, in: Muscle Training Illustrated 7/1966.

4 Ortiz, F. (1965): How to build super shoulders, in: Muscle Training Illustrated 1/1967.

5 The Editors (1966): The fabulous Freddy Ortiz, in: Muscle Training Illustrated 3/1966.

7. Frank Zane

1 Weiss, D. (2008): A 1977 interview with Frank Zane, in Iron Age: Guest Editorial.

2 Ferine, S. (2008): The legend of Zane: Flex interviews the man who came as close to attaining physical perfection as any: three-time Mr. Olympia Frank Zane, in: Flex 8/2008.

3 O'Connell, J. (2005): Frank Zane: In reaching the top of his sport, no bodybuilder fused mind and body like Frank Zane did, in: Muscle & Fitness 1/2005.

4 Suggs, T. (1967): The Frank Zane story, in: Strength & Health 1/1967.

5 Luoma, T. (1993): Frank Zane interview, in: Musclemag International 10/1993.

6 Weiss, D. (2004): The Frank Zane seminar of 1977. (o. V.)

7 Schmidt, J. (1990): The legend grows. And no one can stop it, in: Flex 4/1990.

8 Zane, F. (1990): Symmetrie und optimale Form. Was bedeutet das für Bodybuilder im einzelnen, in: Sportrevue 12/1990.

9 Zane, F. (1969): The aesthetic look—the new trend in physique development, in: Muscle Training Illustrated 9/1969.

8. Sergio Oliva

1 Robson, D. (2004): An interview with the myth. The one and only Sergio Oliva.

2 Marchante, F. (2007): Sergio Oliva. The Myth. Chicago: Selbstverlag.

3 Wayne, R. (1971): The IFBB celebrates a super anniversary, in: Muscle Builder 10/ 1971

4 Wayne, R. (1985): Muscle wars. New York: St. Martin's Press.

5 Johnston, B. D. (2001): In conversation with Sergio Oliva, in: International Association of Resistance Trainers (Hrsg.): IART Journals 1995-2001.

6 Robson, D. (2002): An interview with bodybuilding great Boyer Coe. Published on www.bodybilding.com

9. Arnold Schwarzenegger

1 Ferine, S. (2008): The legend of Zane: Flex interviews the man who came as close to attaining physical perfection as any: three-time Mr. Olympia Frank Zane, in: Flex 8/2008.

2 O'Connell, J. (2005): Frank Zane: In reaching the top, no bodybuilder fused mind and body like Frank Zane did, in: Muscle & Fitness 1/2005.

3 Busek, A. (1967): The amazing physique of Arnold Schwarzenegger and how he developed it, in: Ironman 7/1967.

4 Schwarzenegger, A./Hall, D. K. (1986): Karriere eines Bodybuilders: München: Heyne.

5 Balik, J. (2004): Arnold. Eine Erfolgsstory unserer Zeit, in: Sportrevue 2/2004.

6 Schwarzenegger, A. (1987): Encyclopedia of modern bodybuilding. New York: Simon & Schuster.

7 Weis, D. (2008): A 1977 interview with Frank Zane, in Iron Age: Guest Editorial.

8 Little, J. (1993): Guns from Olympia, in: Flex 1/1993.

9 Zale, N. (1992): The day Arnold came to town, in: Flex 5/1992.

10 Wayne, R. (1991): The training strategy of Arnold Schwarzenegger, in: Muscle & Fitness Extra.

11 Tanny, A. (1991): The king of bodybuilders has some tricks to make his muscles grow, in: Muscle & Fitness Extra.

12 Merrit, G. (2005): Top guns: The 40 best arms of all times—and the workouts that built them, in: Flex 11/2005.

13 Schwarzenegger, A. (1991): Slabs of pec meat, in: Muscle & Fitness Extra.

10. Serge Nubret

1 Gentle, D. (2008): Serge Nubret. The black panther from Paris, in: Reps! Spring 2008.

2 Weik, M. (2007): Interview with Serge Nubret. Published on www.bodybuilding.com

3 Butler, G./Gaines, C. (1977): Pumping Iron. The Film.

11. Casey Viator

1 Gießing, J. (2006): HIT - Hochintensitätstraining. Arnsberg: Novagenics.

2 Baye, D. (2008): Ellington Darden's straight talk. Published on www.drdarden.com

12. Mike & Ray Mentzer

1 Mentzer, M. (1995): Heavy Duty. Heilbronn: Sportverlag Ingenohl.

2 Lurie. D. (1980): Mentzer and the Machines, in: Muscle Training Illustrated 7/1980

3 Weiss, D. (2003): Bill Pearl's super nutrition seminar. (o.V.)

4 Baye, D. (2008): Ellington Darden's straight talk. Published on www.drdarden.com

13. Boyer Coe

1 Robson, D. (2002): An interview with bodybuilding great Boyer Coe. Published on www.bodybuilding.com.

2 Merrit, G. (2005): Top guns: The 40 best arms of all times—and the workouts that built them, in: Flex 11/2005.

14. Dorian Yates

1 Yates, D./Wolff, B. (1993): Blood and Guts. Woodland Hills: YB Small Books Wolff Creative Group.

2 Kennedy, R. (1997): The Dorian Yates seminar, in: Musclemag International 12/1997.

3 McInerney, D. (1991): Dorian Yates. Nothing can stop him now, in: Musclemag International 6/1991.

4 Yates, D. (1993): Back in hyper-drive. The one-set per movement workout that delivers the goods, in: Flex 1/1993.

5 Little, J. (2002): Das Einsatz-Konzept und die HIT-Sessions von Mike Mentzer und Dorian Yates, in: Sportrevue 7/2002.

15. Das optimale Trainingsprogramm

1 Mentzer, M. (1995): Heavy Duty. Heilbronn: Sportverlag Ingenohl.

2 Hatfield, F. (1996): Heavy doodie, in: Muscle & Fitness 5/1996.

3 Schwarzenegger, A. (1972): On Casey Viator's training, in: Muscle Builder 6/1972.

4 Pearl, B. (2008): 20 weeks to a champion physique. Published on www.billpearl.com

5 Zulak, G. (1996): Consistency, in: Musclemag International 3/1996.

6 Kennedy, R. (1991): Muscle go round, in Musclemag International 5/1991.

*